THÉORIE

DES

NÉVROVISCÉRITES

OU

FIÈVRES PRIMITIVES.

Clermont-Ferrand, imprimerie de Perol.

THÉORIE

DES

NÉVROVISCÉRITES

OU

FIÈVRES PRIMITIVES,

PROUVÉE PAR

L'Examen approfondi de la Lésion des propriétés vitales dans les parties organiques qui en sont le siége, et par l'Expérimentation Physiologique,

Par Ant. HUGON,

Docteur en médecine de la Faculté de Paris, auteur du Traité de Pathologie générale, appliqué principalement à la médecine externe, membre de l'ancienne Société Anatomique de Paris, etc.

Multo magis quam concessa.

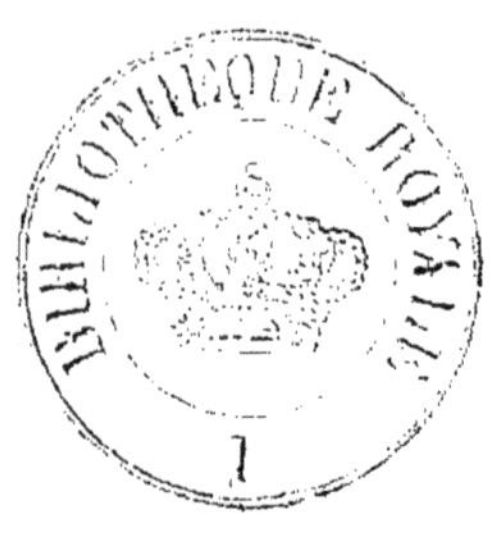

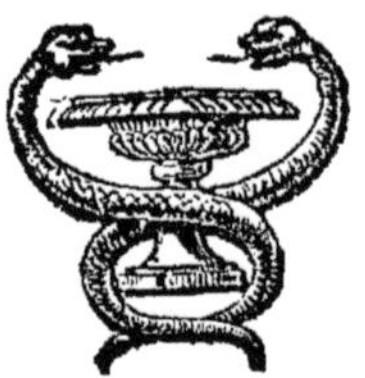

PARIS,
CHEZ BAILLIÈRE, RUE DE L'ÉCOLE DE MÉDECINE, 17.

1847.

THÉORIE

DES

NÉVROVISCÉRITES.

PREMIÈRE PARTIE.

Le monde entier marche sous la souveraineté des lois providentielles générales. Les corps matériels, grands et petits, se meuvent et se combinent par les lois de l'attraction et de l'affinité. Les premiers sont le sujet des études ingénieuses des physiciens et des astronomes; les seconds tombent sous l'appréciation habile et savante des chimistes. Si dans la première classe on admire *Newton* comme un puissant génie, dans la seconde on ne cite pas avec moins d'orgueil l'immortel *Lavoisier*.

Des lois d'un autre ordre président aux corps organiques : ce sont les phénomènes de la vitalité ; ici se groupent les botanistes, les moralistes et les médecins physiologistes. Parmi les anciens et les modernes on pourrait citer un nombre immense d'hommes illustres ; les uns pour avoir étudié l'action vivante dans les végétaux, les autres pour s'être livrés à des recherches et méditations non moins laborieuses et plus utiles encore à l'égard des animaux. Si la vie est plus restreinte chez les végétaux qui sont seulement doués des rudiments de la tonicité, de la respiration, de la nutrition, de quelques sécrétions et des moyens de la reproduction, elle prend les déploiements les plus brillants dans l'organisme animal. Les zoophites ou animaux-plantes placés tout au bas de l'échelle animale présentent déjà une organisation fort supérieure à celle des plantes les plus curieuses; et en s'élevant successivement aux animaux d'une classe plus parfaite, l'admiration redouble presque à chaque pas jusqu'à ce qu'on en est aux animaux vertébrés chez lesquels le système nerveux est presque organisé et distribué d'après une exacte uniformité de plan du reptile à l'homme. Les animaux à grande respiration et à sang chaud présentent encore une plus merveilleuse organisation. Ces derniers d'un ordre tout-à-fait élevé ont tous une partie de la vie intelligente.

Mais aucun d'eux n'a réellement la valeur et le poids de l'homme, qui se distingue par une masse énorme d'organes nerveux et dès-lors par une intelligence infiniment supérieure, et de plus par le privilége de la parole. Le premier de ces dons a fait sentir le besoin de s'entendre pour la communication des connaissances de l'homme à l'homme, et la parole a concouru puissamment comme moyen à établir ces communications, d'où est résulté la vie sociale, comme le plus brillant de tant d'efforts intellectuels. Le perfectionnement du langage, l'écriture et l'imprimerie, ont fait le reste. L'auteur de la nature pouvait-il faire plus pour la plus accomplie de ses créatures?... Quelques détracteurs ont voulu ternir ce tableau, en présentant la vie sociale comme contraire au bonheur de l'homme. Mais si la civilisation a éprouvé souvent des temps d'arrêt, qu'on porte ses regards sur le mouvement d'animation des sociétés modernes, sur les travaux incessants des populations des villes et des campagnes, sur les inventions ingénieuses des ateliers, alors on conviendra du moins que l'homme a trouvé une infinité de moyens de lutter contre la misère, d'augmenter chaque jour la somme de son bonheur. L'expérience se charge de plus en plus de repousser les mauvaises prédictions qui lui ont été faites.

Venons à la vitalité particulière de l'homme. Le vieillard de *Cos* l'a proclamée le premier sous le nom de *Physis*; et au commencement de ce siècle, les *Chaussier*, les *Bichat* et les *Pinel* en ont fait une étude et des applications toutes spéciales. Ces trois derniers peuvent être comparés pour la grandeur du génie à *Newton*, *Lavoisier* et *Linnée*; et leurs noms seront honorés à tout jamais comme étant les inventeurs de la médecine physiologique, quoiqu'ils aient été égalés et même surpassés par un grand nombre de leurs élèves.

Une immense perturbation a eu lieu dans la médecine qui a porté des fruits funestes et amers pour un très-petit nombre de bons résultats. Je veux parler de la grande époque du système *Broussais*, et de son auteur à qui l'on ne peut refuser un génie élevé, mais allié à beaucoup de jactance. Durant cette époque où la médecine s'est presque trouvée dans une fausse position vis-à-vis des autres sciences, un désordre déplorable dans les idées physiologiques comme dans la pratique de certains points importants; enfantement monstrueux d'un sophiste accompli, a tenu comme en arrêt et suspendu pendant un quart de siècle le mouvement d'entraînement des esprits qui tendait au développement progressif de notre art, et à l'entourer de tous les éléments de perfectibilité.

Les contestations sont d'ordinaire assez simples à leur naissance; une fois que de grandes méprises ont surgi, elles ne manquent pas de disciples pour les défendre. Une infinité de preuves différentes s'offrent à la pensée, et chacun fait de celles qu'il croit avoir découvertes un principe fondamental dont il tire des conséquences empreintes de nouvelles erreurs. Tel a été le sort de la doctrine *Broussais*. L'auteur fut le premier à débiter des erreurs graves qui ne furent pas assez comprimées dès le principe. Ses nombreux partisans les rendirent spécieuses, et la médecine se partagea en deux fractions, l'une défendant opiniâtrément et même avec violence ses idées favorites, basées sur des connaissances physiologiques fort incomplètes, quoiqu'on les ait honorées du nom de médecine physiologique ; et l'autre dédaignant presque la dispute et renonçant à toute doctrine, plutôt que d'adopter celle qu'on lui présentait. Cette dernière fraction se borna alors à préférer de continuer ses anciennes traditions, et ne prit en considération que les principes qui aboutissaient à des applications thérapeutiques.

Mais, grâces en soient rendues aux grands corps enseignants, à l'académie royale de médecine, aux médecins de l'académie des sciences, aux médecins praticiens de Paris et des provinces, le feu sacré de la science s'est conservé pur ; les hommes sages ne se laissèrent pas influencer par des paradoxes, et tout animés qu'ils étaient du grand principe du vitalisme déjà reconnu par les anciens, et si fortement agrandi par les modernes, ils se mirent de nouveau à l'étude et firent des essais de toute espèce sur les moyens thérapeutiques qui tournèrent au profit de l'humanité, dans le même temps que le système *Broussais* faisait beaucoup de victimes et condamnait tout au moins par l'extrême abus des sangsues un grand nombre de malades à souffrir toute leur vie.

Pendant que ce système de nouvelle médecine était à son apogée et que les sentiments des médecins dominants étaient si divergents, quelques efforts furent tentés par un petit nombre d'écrivains, pour ramener vers les saines doctrines médicales. On les traita de visionnaires. J'adressai moi-même en 1822 à mon ami *Biett*, trop tôt enlevé à la science médicale, mon manuscrit sur les fièvres essentielles. Il s'empressa de le transmettre à l'académie royale de médecine, qui nomma cinq commissaires pour l'examiner. MM. *Louyer Villermay*, *Contanceau*, *Fouquier*, *Rullier* et *Andral* furent chargés de faire un rapport sur mon travail. On prit à peine le temps de me lire, je pourrais en fournir des preuves multipliées, ma condamnation était arrêtée d'avance. Cependant mon ouvrage n'était que l'interprétation fidèle des faits ; je voulais éclairer, sans aucune ambition de dominer les esprits, et je ne demandais pas mieux que d'être moi-même éclairé. J'avais alors une expérience de 17 ans dans la pratique de la médecine, et l'on aurait appris dans mon mémoire, si l'on eut voulu y apporter plus d'attention, que la vie produit dans l'état morbide comme dans l'hygiénique des mouvements de diverses espèces qui, pour être parfaitement appréciés, méritent d'être étudiés avec le soin le plus minutieux; que l'imagination se refuse au contraire à l'idée du cahos, et que, quelque brillant qu'elle puisse revêtir, elle ne saurait remplacer uue longue série d'observations, comparées entre elles.

J'obtins pour tout honneur celui de voir placer mon manuscrit dans les archives de l'académie, et la proposition d'être nommé correspondant, ce qui ne s'exécuta pas, tant est influent l'esprit de parti.

Le génie de l'homme ne s'élève à des principes généraux que par des efforts long-temps continués pour agrandir le cercle de ses idées, et par une habitude persévérante à lier les phénomènes qu'il étudie à leurs causes premières. Cette répugnance à vaincre tant de difficultés, souvent insurmontables, a fait qu'à l'époque dont nous venons de parler, et de nos jours même, les partisans de la médecine hippocratique ont refusé opiniâtrément de se rallier à toute espèce de proposition de doctrine médicale physiologique.

Mais le moment est venu de joindre la pratique à une théorie saine fondée sur le vitalisme. Si le *broussaisisme* fut un brillant épisode d'erreurs graves, il existe aujourd'hui une belle série de vérités primordiales, innombrables même, bien démontrées, et la physiologie pathologique a fait de si grands progrès, que des doctrines nouvelles sont sur le point de surgir. On se souvient que *Descartes* approcha fort du secret de la nature, puisqu'il fut le premier mathématicien à apercevoir que c'est à la pesanteur de l'air qu'est due l'ascension du mercure. Mais ses erreurs n'ont pas empêché d'admettre après lui les phénomènes si lumineux de l'attraction. Les explications de *Newton* ont été contestées sans doute, mais elles sont généralement crues aujourd'hui. Les chimistes de nos jours expérimentent sans cesse sur les données connues des lois de l'affinité, et de celles d'agrégation comme de répulsion des petits corps. Les botanistes modernes expliquent très-bien les merveilles de la respiration, de la nutrition et de la génération des plantes par les lois vitales inhérentes aux végétaux, et qui président à ces importantes fonctions; et les médecins s'imposeraient plus long-temps la coupable réserve de ne point expliquer les faits vivants des maladies, par le seul motif qu'ils ont été entraînés vers des erreurs dont la faiblesse humaine est l'unique cause? Ces erreurs mêmes ont laissé quelques traces lumineuses comme le génie en laisse toujours... Commençons donc par poser quelques jalons pour arriver à une doctrine médicale fondée sur la vérité. S'il reste quelques obscurités, elles seront dissipées par nos successeurs; et en agissant ainsi, nos doctrines finiront, n'en doutons pas, par être perfectionnées. Je ne me pose pas en restaurateur, je viens tout simplement en aide aux nombreux observateurs qui ne peuvent pas aller plus loin sans une théorie qui ne soit pas seulement spéculative, mais qui explique, au contraire, tous les faits; et procédant du connu à l'inconnu, j'assemble tous les moyens d'attaque, de défense et de vérification. Que fait de plus le géomètre? *Pascal*, si difficile en fait de preuve, a dit : *On trouve toujours obscure la chose qu'on veut prouver, et claire celle qu'on emploie à la prouver*. Cette pensée me servira de guide, malgré que son auteur ait été fort indulgent pour lui-même.

Je dirai aux sceptiques et aux scrupuleux du jour : *Galien*, dans son livre de l'usage des parties du corps humain, a certainement posé un grand principe dans les termes suivants : *Il est un point où nous pouvons porter nos recherches; si nous allons plus loin, nous serons bientôt convaincus de notre incapacité, aussi bien que de la puissance merveilleuse de celui qui nous a formés*. Mais est-ce à dire que nous ne devions pas faire usage de nos sens pour observer et expérimenter, et de notre raison pour juger? Nous douterions de tout, même des choses les plus évidentes, si nous nous abandonnions à un scepticisme insensé... Certainement la lumière existe, et le soleil, qui en est la source principale, réchauffe toute la nature; le mouvement du monde nous entraîne avec lui, et nous roulons malgré nous avec la terre dans l'espace. Mais le pyrrhonien naturaliste n'admet rien comme certain, puisqu'il se refuse à faire usage de sa raison; il nie donc le système du monde? Pour moi, en rentrant dans la série des actions vitales, je crois que mon cerveau pense; j'ai la conviction de cette pensée que je sens réellement s'échapper. Je ne puis dès-lors me persuader que cette opinion soit trop vieille et par trop étrange pour ne pas être admise par tout homme sensé. Je dois croire aussi que le nerf optique est le principe de ma vue, comme l'acoustique de l'ouïe; l'olfactif de l'odorat, etc. Les nerfs qui se distribuent à mes membres me permettent de les faire mouvoir au gré de ma volonté, et pour citer enfin un exemple des phénomènes qui se rapprochent de la vie organique, je ne crois pas moins fortement que les nerfs de la 8e paire, au nombre desquels sont les récurrents, président aux fonctions de la voix, de la respiration, de la digestion, comme ils concourent avec les ganglionaires aux mouvements du cœur, etc. Toutes ces choses sont d'une certitude complète... Un scalpel saisi met fin à ce bel ensemble de vitalité, et livre le corps à la dissolution. Enfin, je pénètre profondément dans la structure de nos organes, je parcours leurs divers parenchymes, j'y trouve des vaisseaux grands et petits, des artères qui y déposent du sang et de la lymphe, et ces fluides en reviennent en partie par les veines et les vaisseaux lymphatiques qui en sont les subsidiaires, et dont l'existence n'est pas problématique; j'y trouve aussi des vaisseaux ou canaux sécréteurs qui forment les larmes, la salive, la bile, le suc pancréatique, l'urine, etc. Des nerfs appartenant à l'ordre des ganglionaires se distribuent aux mêmes organes, la nature les a placés là dans des vues d'utilité de l'ensemble de toutes ces choses; il en résulte l'organisation, la vie, et la santé... Mais il faut aussi se souvenir que notre espèce ne peut pas toujours vivre, et que si le souverain Être a pourvu pour quelque temps à notre existence, il a aussi prévu notre destruction. Eh bien! l'homme, qui a si bien su apprécier les actes de la vie en santé, est dans le cas sans doute d'en faire autant pour tous ceux qui mènent à la maladie et à la mort... L'organisation reste la même; rien n'est changé, il n'y a que le même parenchyme ou à peu près, des vaisseaux artériels de différents calibres, des veines et des lymphatiques d'un côté , des nerfs de l'autre ; de la vitalité tonique ou organique enfin, et de la vitalité nerveuse : rien de plus, rien de moins... Tous ces faits ont une certitude géométrique , le sceptique physiologiste ou médecin doute toujours, plus encore que le sceptique naturaliste. Le lynx veut être taupe... Heureusement le savant modeste ne se déconcerte pas. Il ne doute que dans le cas d'une faible probabilité, et sa croyance, ferme dans le cas contraire, le dirige dans la voie de la découverte de nouvelles vérités.

Occupons-nous maintenant d'une manière plus détaillée du rapport fait sur ce mémoire. Depuis l'époque où je le présentai à l'académie, j'ai eu le temps d'observer et de réfléchir. Mais les termes du rapport m'avaient étourdi et impressionné sans me convaincre ; et je ne pouvais comprendre qu'on eût fait des objections à certaines parties. Je me présente devant de nouveaux juges , et j'espère qu'ils prendront le temps nécessaire pour apprécier ma doctrine. Je répondrai cependant sans amertume aux premiers , que je respecte.

1° On m'a reproché , dans le rapport de l'académie , que je semblais avoir méconnu les altérations du canal intestinal , et du cerveau dans les fièvres, tandis qu'il est évident, au contraire, que j'ai cherché à prouver que d'autres lésions accompagnaient celles de ces organes que j'admettais sans conteste. Bien loin de nier ces affections, je les ai confirmées en démontrant que seules elles ne constituent pas toute une existence d'affection fébrile.

2° On m'a fait une objection sérieuse par rapport à l'influence que j'attribue aux miasmes dans la production des fièvres adynamiques, putrides, typhoïdes, pestilentielles, etc. On a dit que les miasmes allaient directement enflammer la membrane muqueuse gastro-intestinale. Je réponds à cela *qu'enflammer* n'est pas le mot propre et technique et qu'on aurait dû dire *gangrener* ou *sphacéler*. Les miasmes tendent en général à produire la mortification. Les traces d'inflammation dont on parle ici en ont imposé : c'étaient des dispositions sphacéliques, et M. le rapporteur lui-même convient que des substances putrides injectées dans les veines des animaux ont déterminé non-seulement une vive inflammation du tube intestinal, mais encore d'*autres lésions*. Du reste, je ne nie pas l'influence possible de quelques phénomènes inflammatoires par l'effet de miasmes introduits dans l'organisation, puisque je reconnais, au contraire, que certaines fièvres typhoïdes peuvent d'abord revêtir un caractère inflammatoire, mais c'est presque un fait exceptionnel dans les phénomènes vitaux et qui n'annonce qu'une stimulation fausse ou avortée (1).

3° On a prétendu que je n'avais cité aucun fait à l'appui de mon opinion sur l'altération primitive et concordante des liquides dans le cours des fièvres. On s'est trompé à cet égard comme sur d'autres points : j'ai fortifié mon assertion par des preuves tirées du sang altéré dans les fièvres épidémiques, et aussi par l'action sur le même fluide de la part des poisons végétaux et animaux introduits dans l'économie par suite de diverses blessures. Aujourd'hui on ne me ferait pas une objection semblable. Les altérations des liquides sont parfaitement reconnues pour être primitives et concomitantes quelquefois de celles des solides. On me devait des éloges au lieu de blâme, puisqu'il est clair que je n'ai fait que devancer les idées du siècle.

4° On m'a dit aussi que je n'avais fait que reproduire ce qui avait été dit avant moi. On a parlé néanmoins *d'opinions* que j'ai émises : donc j'ai des opinions particulières sur la nature des fièvres, une doctrine propre sur ces maladies. Dans le même endroit, on assure que je n'ai étayé mon opinion d'aucune observation nouvelle, d'aucun fait qui me soit propre. A quoi bon multiplier les faits historiques des maladies fébriles? Ces faits sont connus de tous les praticiens. Je les ai observés comme eux dans les fièvres

(1) Le miasme agit sur notre organisation d'après la nature de son origine, et les fièvres vraiment inflammatoires et sans disposition première à l'adynamie, reconnaissent le plus ordinairement un ordre de causes bien différentes du miasme.

sporadiques, et quant à ceux des fièvres épidémiques, de ces grands et dramatiques débats entre la vie et la mort, on peut m'accorder sans louange que j'en ai pris de bonne heure connaissance dans les ouvrages de ceux qui les ont décrits. Croit-on que je n'ai pas lu la narration de l'épidémie de la fièvre bilieuse par *Tissot* en 1755, avec tendance à l'adynamie dans beaucoup de cas, et de la fièvre muqueuse par *Rœderer et Wagler*, en 1783 ; de la plupart des typhus, de la peste, de la fièvre jaune et du choléra asiatique?... Les maladies épidémiques sont seulement plus caractérisées que les solitaires; mais plusieurs d'entre elles offrent en même temps cette distinction essentielle qu'elles sont aussi plus susceptibles de guérison.

5° On m'a blâmé de vouloir tout expliquer par les modifications introduites dans les propriétés de la vie organique. Mais, pour être juste, on eût dû ajouter aussi que je reconnais pour cause essentielle des fièvres l'altération de la puissance nerveuse ou innervation sous la dénomination de *l'élément d'irritabilité*, c'est-à-dire qu'elles participent de deux natures fort distinctes l'une de l'autre, mais réunies néanmoins pour cet effet.

Pour ne pas abuser de la patience du lecteur, je dois me hâter de faire ici la déclaration que je range parmi les fièvres essentielles, les maladies que l'auteur de la *Nosographie* a considérées comme telles. Je diffère essentiellement de *M. Pinel* sur plusieurs points capitaux, mais, en définitive, mon travail vient à l'appui du sien.

Qu'on répète, d'après les partisans *Broussais*, que le nombre des maladies fébriles générales se trouve notablement diminué, que la liste des phlegmasies locales s'est accrue en proportion, qu'il serait beaucoup plus simple, plus satisfaisant pour l'esprit de pouvoir ainsi localiser toutes les fièvres; il est facile de prouver que cela ne saurait être. La nature ne se prête pas ainsi aux désirs de notre imagination; ces maladies n'en restent pas moins tout-à-fait distinctes des locales. Elles présentent en même temps, d'une part, de nombreuses affections viscériques déterminées au même moment, et de l'autre, des lésions de l'ensemble des nerfs organiques ou trisplanchniques ; caractères qu'on ne trouvera jamais dans les affections locales, à moins qu'on ne veuille nier les faits les plus évidents. J'ai donc eu raison de nommer les fièvres essentielles *névroviscérites ;* on pourrait aussi leur donner celui de *polyviscérites* ou de *polysplanchnites.* Ces deux derniers noms se rencontrent une fois dans mon mémoire déposé aux archives de l'académie royale de médecine (1).

Les idées qui précèdent sur la nature double et composée des fièvres, et auxquelles on ne peut certainement s'élever que par le secours d'une analyse sérieuse, répondent en même temps à quelques objections faites aux nosologistes modernes, surtout par des praticiens peu initiés sans doute dans l'étude de la science de la vie. Voici en quoi consistent ces objections. La plupart des nosologistes ne reconnaissent dans les altérations des propriétés vitales que du *plus* ou du *moins ;* mais on leur a reproché qu'il ne pouvait pas en être ainsi des forces de la vie dans les fièvres pernicieuses, surnommées ataxiques.

On sait que le docteur *Richerand* a tracé avec assez de précision, et dans les termes les plus voisins de la vérité, les changements arrivés à la vitalité dans chacun des genres de fièvres reconnues, et a exprimé leur état anormal dans les pernicieuses, d'accord en cela avec l'auteur de la *Nosographie philosophique*, par le mot *ataxie*. Eh bien ! ce mot représente-t-il autre chose que l'activité ou l'état passif de la névrosité ou puissance nerveuse? Certainement non. On a lieu de remarquer de l'ataxie dans toutes les fièvres, puisque toutes présentent l'élément nerveux à un

(1) Ces données conduisent naturellement à admettre aussi deux éléments dans la cause efficiente des maladies locales. Si ces deux éléments sont, pour les phlegmasies, dans un état d'excitement proportionnel, les maladies qui leur sont exactement opposées, et que je nomme *lymphéïtes*, présentent un état atonique très-prononcé, et aussi un relâchement général de la puissance nerveuse. Ce double caractère est la cause de la durée, de la continuité et en même temps de l'indolence de ces maladies ; les dartres exceptées. Les proportions d'excitement des deux éléments se retrouvent dans les

degré plus ou moins élevé ; mais cette irrégularité même, qui prend son origine dans la lésion des nerfs des deux vies, ne saurait être un obstacle à ce qu'on rapporte les uns et les autres des phénomènes désordonnés des fièvres, tantôt à une augmentation de la vitalité, et tantôt à une diminution de ce principe, ainsi qu'on en agit pour l'oppression, le brisement, la langueur, la prostration et la sydération, ou le foudroiement des forces en général.

Il est aisé de comprendre aussi que les vitalistes du jour, en rapportant tous les modes de médication à deux essentiels, n'entendent pas dire par là que tous les remèdes excitants et débilitants n'ont qu'une même manière commune d'agir. Ils en admettent nécessairement de plus spéciaux dans les deux ordres de médications générales. En cela, ils sont tout disposés à transiger avec les praticiens les plus éloignés de toutes sortes de doctrines médicales, et dont la devise est qu'on ne peut que s'égarer dans les mille sentiers de ces vaines théories.

Le concours d'une cause telle que la lésion plus ou moins profonde de la névrosité ou puissance nerveuse dans la production des fièvres, surtout des intermittentes simples et pernicieuses, de celles dites cérébrales, des typhus, des fièvres jaunes, du choléra-morbus et des pestes, n'est pas, certes, une simple conjecture, ni une brillante hypothèse. Rien ne prouve mieux cette vérité que la structure des viscères en général, dans laquelle il entre en profusion des nerfs de la vie organique, et que les phénomènes mêmes des fièvres, surtout de celles qui tuent instantanément les malades. Mais les belles et profondes expériences faites par le savant le *Gallois* sur le principe de la vie, bien qu'elles n'aient pas été entreprises dans le but d'éclairer l'éthiologie

sarcômes, qui ne sont que des lésions de nutrition. Dans les cancers on observe une grande faiblesse organique, unie à une excitation extrême de l'élément nerveux. Enfin, pour ce qui concerne les gangrènes, il est clair que les deux éléments se montrent sous un aspect tout-à-fait défavorable, puisqu'ils ont une tendance bien manifeste à la mort.

des fièvres, en forment la démonstration la plus complète. Ce grand expérimentateur a prouvé qu'aucune autre cause que la destruction totale de la moëlle épinière ne peut amener une mort aussi subite, le cœur et les principaux viscères puisant leur force dans cette moëlle tout entière ; et que sa destruction, même partielle, de la portion lombaire ou de la dorsale, mais de la cervicale surtout, produit presque sur-le-champ l'abolition des mouvements du cœur (1). L'on sait aussi que des coups violents dirigés sur la colonne vertébrale, quand même ils ne seraient point accompagnés de la fracture des vertèbres, et dont le danger est d'autant plus grand que la lésion de la moëlle a eu lieu dans un endroit plus élevé, produisent des paralysies de plusieurs espèces, et toujours une mort assez prompte. Admettez maintenant, ce qui ne saurait être refusé, que les miasmes putrides des marais, des égoûts, des canaux de navigation et autres, ceux des vastes plaines submergées par les grands fleuves, comme le Nil (2), le Gange, le Ménan, etc., pénètrent, par les pores ou suçoirs de la peau, les voies de la respiration et de la digestion, jusqu'aux nerfs du grand sympathique, et vous concevrez aussitôt les symptômes les plus simples, comme les plus effrayants, des fièvres, et le concours simultané des organes viscériques dans la formation de ces maladies. On ne peut pas d'ailleurs éviter une pareille conséquence. Dans les cas ordinaires, la vie du sang reçoit les premières influences de ces miasmes délétères, et ce fluide les transmet incontinent aux organes nerveux, d'où dérivent les morts promptes ou subites, par l'anéantisssement entier, ou la paralysie plus ou moins complète de la moëlle épinière; l'abolition des mouvements du cœur, les dérangements de la circulation générale et pulmonaire, ceux des digestions, des sécrétions, les phénomènes des accès, etc.

Vous reste-t-il quelque doute à cet égard, examinez ce

(1) Pages 83 et suivantes de l'ouvrage de M. le *Gallois*.

(2) *Galien* avait observé que les inondations du Nil purifient et renouvellent tous les ans les marais d'Egypte.

qui se passe lors de l'intromission dans les corps animaux de la morphine, de la strichnine et de l'acide prussique, à une certaine dose, de certains poisons végétaux (1), des poisons de l'Amérique, des venins des gros serpents, et même de la vipère, et vous conviendrez, sans hésisation, que les fièvres épidémiques et malignes quelconques sont dès-lors facilement occasionnées par l'introduction des miasmes mortifères dans le torrent de la circulation du sang, et qu'ils doivent en même temps influencer de la manière la plus funeste, soit la tonicité des viscères, soit la puissance nerveuse tout entière. M. *Magendie*, parmi les physiologistes de nos jours, a fait connaître, par des expériences curieuses, que c'est en agissant sur la moëlle épinière que le poison connu sous le nom d'*upas tieuté* tue les animaux. Pour mon compte, je ne saurais douter de cette vérité pathologique. Il m'est arrivé, le 11 août 1822, de donner des soins à un adulte fort et bien constitué qui avait été mordu à un pouce de la part d'une grosse vipère qu'il venait d'irriter. Son premier mouvement fut de porter le doigt dans la bouche et de le sucer. Cette succion eut des effets funestes et terribles sur le système nerveux en général, et le malade me témoigna à plusieurs reprises qu'il souffrait grandement dans tout le trajet de la colonne vertébrale. Je voulus combattre ces résultats, mais les organes digestifs étaient dans un tel état de paralysie, que je fus obligé d'administrer au malade la dose énorme de douze grains (60 centigrammes) de tartre stibié pour le faire vomir. En même temps, les douleurs spinales cessèrent comme par enchantement.

Je m'étonne que les expériences de M. le *Gallois*, que j'ai combattues à l'époque de leur publication dans quelques-unes de leurs conséquences déduites par l'auteur, surtout

(1) *Boerhaave* dit avoir éprouvé des vertiges violents après avoir mangé de la ciguë; tous les objets lui paraissaient tourner avec la plus grande rapidité. Ces affections cédèrent à l'action de l'émétique. Cependant, ce n'était là qu'un assez simple narcotisme. La belladone, la pomme épineuse, la jusquiame, la morelle, l'opium à fortes doses, agiraient bien mieux.

par rapport à l'influence du cerveau sur l'ensemble de l'organisme, n'aient pas été appréciées depuis long-temps à leur juste valeur par les pathologistes modernes, qui semblent, au contraire, les avoir dédaignées. Le temps, ce grand juge des inventions de l'homme, leur donnera toute l'importance qu'elles méritent (1). Mais en attendant ce moment, qui ne peut pas être éloigné, et en présence de tous les faits des fièvres qu'elles servent si bien à expliquer, je me félicite d'en avoir tiré parti le premier en les faisant servir d'appui aux nouveaux développements de ma doctrine sur ces maladies. Il reste évident aussi que les expériences de M. *Magendie* sur les effets du poison indien sont fort précieuses par rapport à la théorie des fièvres, et qu'elles tendent à produire une conviction semblable à celles de M. le *Gallois*.

Mettez l'éréthisme, le spasme et la paralysie à la place des ligatures et des sections des cordons nerveux, et de la destruction des moëlles, et vous aurez la solution d'un problême aussi ancien que la médecine, celui qui a pour objet de déterminer la nature et le siége des fièvres, soit continues, soit périodiques; problême offert souvent à l'esprit des médecins, et qui a absorbé presque aussitôt toute leur attention, ce qui prouve la grande difficulté du sujet.

Comparez maintenant toutes les voies tentées par les partisans de M. *Broussais* pour classer les fièvres au nombre des maladies locales, et vous verrez combien cette doctrine est impuissante à en expliquer les moindres phénomènes. On ne doit pas dès-lors trouver étonnante la résistance qu'elle a rencontrée auprès du grand nombre des médecins,

(1) Les nerfs pneumogastriques entrent pour beaucoup dans l'éthiologie des asthmes nerveux, de l'asthme sénile, de l'emphysème vésiculaire, des coqueluches, et de quelques catarrhes chroniques. La diminution de la puissance des mêmes nerfs et des récurrents produit aussi, dans les apoplexies, la toux muqueuse et l'aphonie, et on ne peut pas douter de l'influence des diaphragmatiques dans le hoquet, et des ganglionaires dans les coliques névralgiques. Cette dernière observation appartient à M. le *Gallois*.

accoutumés, depuis leurs premières études, à faire, du moins instinctivement, une classe particulière de ces affections.

Je viens de signaler l'action morbide des nerfs trisplanchniques, et même de la moëlle épinière, comme intervenant puissamment dans l'existence des fièvres; ce n'est pas que la moëlle allongée n'en exerce aussi une très-évidente, mais moins considérable toutefois, par le moyen des nerfs de la 8e paire, et qui se distribuent, comme on sait, principalement au cœur, aux poumons et à l'estomac, après s'être plus ou moins mélangés à ceux du grand sympathique (1). De là une altération plus ou moins profonde aussi des mouvements du cœur dans les différentes phases des fièvres et des fonctions du poumon, du larynx, de l'estomac, etc.

Enfin, le cerveau, comme réglant et déterminant les actes des fonctions animales, et aussi comme étant un organe viscérique, intervient également dans la formation des fièvres, tantôt d'une manière essentielle, et d'autres fois par le retentissement du spasme ou de la stupeur de la moëlle vertébrale et le dérangement de la circulation générale.

Tous les phénomènes des fièvres se rapportent à deux grandes sections : les uns présentent un caractère de fixité, de stabilité, et les autres se signalent par une constitution plus ou moins mobile. Je donne aux premiers le nom d'*élément organique*, parce qu'en effet ils trouvent un point d'appui sur un état organique plus prononcé que les seconds, quelle que soit d'ailleurs la participation en plus ou en moins de la puissance nerveuse à leur génération. Les premiers phénomènes sont généralement l'apanage des fièvres continues, quoique les périodiques n'en soient pas exemptées; et les mêmes fièvres présentent aussi des phénomènes du second ordre, soit à leur début, soit dans la longueur de leur cours. Les autres symptômes des fièvres, au contraire, reposent moins sur un état organique, et reconnaissent plu-

(1) Voir les expériences sur les effets de la section de la paire vague, pages 160 et suivantes de l'ouvrage déjà cité.

tôt pour leur cause première une lésion plus libre de la puissance nerveuse, qui peut être d'abord diminuée ou plus ou moins interrompue, et qui se relève peu après successivement pour se rapprocher de la situation normale. Ces derniers sont les phénomènes d'accès, et ils méritent le nom d'*élément d'irritabilité.*

Mais il ne serait rien moins que philosophique de séparer d'une manière formelle et absolue l'élément nerveux de l'organique dans la production des névroviscérites. Les deux éléments, soit qu'ils se présentent sous la forme fixe ou mobile, s'associent et se combinent pour arriver à un but commun, en exerçant l'un sur l'autre une réciprocité d'action. C'est convenir en même temps qu'ils sont en tout comparables aux deux *stimulus* qui font exister la vie. Si l'intégrité des moëlles allongée et épinière est indispensable à la circulation générale, il n'est pas moins nécessaire sans doute que le sang, à son tour, exerce un *stimulus* sur les moëlles, puisque si celles-ci cessent de recevoir du sang oxygéné, elles tombent bientôt dans un état d'asphyxie dont il est difficile qu'elles se relèvent (expériences sur la ligature de l'aorte sur la première vertèbre lombaire).

Les effets du spasme ou de la paralysie plus ou moins avancée des deux moëlles dans la production ou la durée des fièvres sont mis dans toute l'évidence et la certitude possibles par les savantes expériences de M. *Legallois.* Cette évidence est géométrique même ; mais après avoir présenté quelques idées générales sur ces effets, il est indispensable d'entrer ici dans quelques détails. Arrêtons-nous d'abord sur les phénomènes fébriles dont l'encéphale et les organes des sens sont le siége. Deux ordres d'actions pathologiques peuvent être observées sur les organes sensoriaux : 1° des organiques; 2° des intellectuelles et de la vie de relation. L'organe encéphalique, comme viscère ou organe parenchymateux, reçoit, ainsi que tous ses analogues, des artères accompagnées de nerfs ganglionaires. Cet appareil organique lui est nécessaire pour sa nutrition, et cette organisation le rend tout autant que les autres viscères exposé soit aux maladies générales, soit à des affections locales de nature diverse. Il prend donc sa part à l'existence des fièvres. Ainsi, le cerveau, s'il a le privilége de déterminer et de régler, dans une certaine mesure, quelques-uns des mouvements des moëlles, ce qui est démontré surtout par la moindre énergie de ces masses nerveuses durant le sommeil, en est à son tour influencé, puisque la moëlle épinière réagit sur lui d'une manière assez importante par le moyen des nerfs ganglionaires. Le cerveau se comporte donc, à n'en pas douter, comme les autres viscères lors de la production des fièvres. Les symptômes déterminés dans ce rôle essentiel sont de nature organique, légers à la vérité dans la plupart des cas, mais graves dans d'autres, puisqu'ils causent des céphalalgies violentes, des troubles et des suspensions de fonction, et même des congestions et des épanchements de sérosité et de pus sur les membranes qui l'enveloppent ou dans le sein de ses cavités.

Le cerveau, comme organe sensorial au premier chef, est en outre atteint dans ses facultés intellectuelles : l'attention, la mémoire, l'imagination, le jugement, le sommeil, qui est le repos de ces facultés, d'où proviennent le délire, l'insomnie, l'assoupissement, etc.

Les organes des sens externes, auxquels il distribue des nerfs d'une manière plus ou moins directe, comme l'olfactif, l'optique, l'acoustique, subissent dans les fièvres des altérations analogiques. De là résultent la diminution de la vue, ou la sensibilité exquise de la rétine, une ouïe extrêmement délicate, la surdité, etc.

Mais tous ces phénomènes de la seconde série, au lieu d'être primitifs ou simultanés comme ceux de la première, ne doivent occuper qu'un rang inférieur et être considérés comme étant simplement consécutifs, quelle que soit d'ailleurs leur importance.

Passons maintenant en revue les plus principaux des actes des fièvres qui se signalent dans le tronc. Si le cerveau se trouve dans la sphère d'activité des moëlles, les viscères du tronc qui sont placés dans leur voisinage en sont plus fortement influencés. Nous venons de voir les fonctions des organes sensoriaux troublées, affaiblies, suspendues et dans un état plus ou moins voisin de leur anéantissement; eh bien! en parcourant les lésions arrivées dans le cours des fièvres aux fonctions de la voix, de la respiration, de la digestion, de la circulation et des diverses sécrétions, nous avons à observer une foule de phénomènes nerveux ou organiques plus importants encore. La première de ces fonctions est souvent affaiblie, suspendue par les différents degrés de paralysie des nerfs récurrents; c'est assurément là la cause de la voix rauque, tremblante, glapissante, de l'aphonie, etc.

Pour peu que les poumons s'engorgent de sang par l'effet de l'atonie de la paire vague, les voies aériennes se remplissent d'écume séreuse, muqueuse, et quelquefois sanguinolente, la toux, la dyspnée survient, une névrose catarrale se prononce; il peut même surgir une pneumonie toujours inquiétante pour le traitement, et qui a souvent de la tendance à la gangrène.

La lésion des ramuscules nerveux de la 8e paire qui se distribuent au cœur, se fait ressentir aussi sur les mouvements de l'organe principal de la circulation.

C'est surtout par la lésion des nerfs de la même paire, si justement dénommés pneumogastriques, que les fièvres exercent une si grande influence sur les fonctions de l'estomac. Le spasme et la stupeur de cet organe sont démontrés par les douleurs gastriques, les nausées, les vomissements, la soif plus ou moins vive, la perte de l'appétit, l'abolition de la digestion, l'état muqueux, jaunâtre, fuligineux, rougeâtre de la langue, etc. Tous ces phénomènes sont poussés si loin quelquefois, que dans l'opinion des partisans de la localisation des fièvres, ils dégénèrent en des gastrites véritables et essentielles, tandis que dans beaucoup de cas, on doit plutôt les considérer comme des affections voisines de la névrose et de simples gastralgies.

Pendant la durée des fièvres, les intestins fournissent aussi une cohorte nombreuse de symptômes plus ou moins graves : on observe des coliques, des borborysmes, des diarrhées séreuses, bilieuses, putrides, des hémorrhagies, etc.

Mais c'est plus principalement sur l'organe le plus important de la circulation que les premiers phénomènes des fièvres se font ressentir. Ce fait ne permet aucun doute, et les expériences physiologiques mettent cette vérité dans tout son jour. Cet organe reçoit bien quelques nerfs du pneumo-gastrique ; mais c'est surtout du grand sympathique qu'il tient son principe de vie, et par conséquent de la moëlle épinière tout entière. Le grand sympathique ou ganglionaire prend en effet ses racines dans cette moëlle par le moyen des branches du faisceau antérieur des nerfs rachidiens qui, tous, fournissent des filets pour ce nerf commun, et ce nerf communique ainsi à tous les viscères, et spécialement au cœur, toute la force dont ils ont besoin pour remplir leurs fonctions. Si donc la moëlle épinière, qui est la principale source de la vie du tronc, vient à être atteinte d'une manière plus ou moins essentielle dans l'intégrité de ses fonctions, le cœur est le premier organe sur lequel cette affection a le plus de retentissement. C'est ce qui ne manque pas d'arriver lorsqu'elle reçoit, par exemple, un sang non suffisamment oxygéné, ou chargé de différents gaz ou miasmes délétères, comme ceux qui produisent les typhus, les intermittentes pernicieuses, la fièvre jaune, le choléra-morbus, les pestes, etc.

Les morts promptes ou subites qui ont lieu dans quelques fièvres dépendent de l'asphyxie ou paralysie générale de la moëlle épinière. Dans les cas ordinaires, cette moëlle n'est atteinte que d'une manière moins principale ; sa lésion se borne alors à un état d'atonie, d'adynamie.

C'est par les nerfs hépatiques, spléniques et rénaux que la puissance nerveuse concourt aux dérangements nombreux occasionnés par les fièvres dans les sécrétions biliaire et urinaire.

Dès que les fièvres ont une double origine, et que leur nature est autant nerveuse qu'organique, il en résulte que les traitements dirigés jusqu'ici contre ces maladies, quoique assez bien raisonnés, ne sont pourtant pas ce qu'ils peuvent être. En effet, si vous ne les considérez plus comme locales, et qu'au lieu d'être bornées à de simples membranes muqueuses et aux organes préparateurs du chyle, comme la rate, le pancréas, le foie, etc., elles s'étendent aux viscères en général, et sont tout au moins partagées par les appareils ganglionaires, alors les médications anti-fébriles ne doivent pas seulement s'adresser aux organes de la première catégorie, et les médecins praticiens méthodistes auront aussi à les diriger sur les organes nerveux dont la vitalité est plus ou moins frappée, interrompue ou interceptée.

Si le mal est simple, comme dans les inflammatoires et dans un grand nombre de fièvres atoniques, et porte plus principalement sur les viscères, c'est le cas de le calmer par des bouillons relâchants et rafraîchissants, des tisanes de même nature, des cataplasmes émollients, des lavements légèrement laxatifs, quelques sangsues, un émétique, un léger minoratif, etc., et de reconnaître enfin ce que la nature peut faire pour soulager le malade. Dans les fièvres peu sérieuses, commencez d'abord par attaquer l'élément viscérique ou organique, plus tard, vous combattrez l'élément nerveux.

Mais si la maladie se présente avec des symptômes de gravité, il y a indication d'employer, suivant les circonstances et l'individualité, le type de la fièvre, et surtout le degré plus ou moins profond de la lésion de la puissance nerveuse, les moyens les plus propres à ramener en même temps les organes viscériques et les appareils nerveux à leur état normal. Dans les fièvres continues, présentant un grand danger, comme les typhus, les fièvres jaunes, le choléra, etc., il faut promptement maîtriser le mal par des médications importantes : quelques saignées, mais fort modérées, les sangsues à l'anus, à la base du crâne, derrière les oreilles, sur les diverses parties de la colonne vertébrale; les ventouses scarifiées sur plusieurs de ces parties, quelques vésicatoires, sous les cloches desquels on insinuera de la morphine; des synapismes, les liniments avec le camphre et l'opium, les frictions avec l'éther acétique, l'ammoniaque liquide, l'emploi de l'eau bouillante; les fers chauds promenés sur les vertèbres, etc. A l'intérieur, dans quelques cas, le tartre stibié, l'ipécacuanha, quelques purgatifs, les excitants diffusifs, les amers, les opiacés, l'extrait aqueux d'opium, le laudanum, la morphine, la quinine, à de petites doses, pour diminuer les paroxysmes, la glace, etc. Une foule de circonstances pratiques décident de l'emploi de ces divers moyens. Il y a souvent du danger à recourir aux uns de préférence aux autres, tant dès l'invasion des fièvres que dans leur cours et vers leur terminaison.

Dans les fièvres intermittentes pernicieuses, on aura recours aux moyens les plus propres à arrêter l'élément nerveux, à la quinine seule, ou mariée aux opiacés (1).

Si de ces généralités sur le traitement des fièvres nous descendons à des particularités, il y a lieu de faire les remarques suivantes, qui sont d'une grande importance.

Quelques praticiens s'imaginent qu'il y a urgence d'évacuer la bile ou de pratiquer des émissions sanguines lorsqu'il existe des états jaunâtres ou autres de la langue, ou lorsqu'il y a rougeur et fissure de cet organe ; le spasme seul des grandes partitions nerveuses, ou leur état de stupeur, peut déterminer les mêmes phénomènes que l'affection du foie ou de la membrane muqueuse des premières voies, et occasionner ainsi des erreurs préjudiciables aux malades; et si les évacuants par haut ou par bas, ainsi que les sangsues, sont applicables et souvent très-utiles dans les fièvres légères, ces moyens sont à peine proposables dans les grandes fièvres, surtout si celles-ci ne sont plus à leur début. Le remède serait pire que la maladie, et ne manquerait pas d'amener une stimulation fausse et un plus grand spasme encore. La présence de la bile peut produire parfois de légères irritations, mais cette présence n'est que rarement à craindre; il faut savoir temporiser à cet égard, et en abandonner l'expulsion à la nature plutôt que d'exposer l'existence du malade, que le médecin a tant d'intérêt à conserver.

En proposant d'attaquer le mal dans sa racine, je suis bien loin d'innover : je ne fais que profiter des savantes

(1) M. *Boudin* mérite de grands éloges pour le nouveau remède employé contre les fièvres intermittentes simples.

prescriptions employées, surtout à Paris, lors de l'apparition du choléra, prescriptions applicables dans beaucoup d'autres cas fébriles, surtout avec lésion profonde des grands appareils nerveux.

Mais en considérant comme très-opportunes dans un bon nombre de cas les applications faites à l'aide de divers agents à la plus grande proximité possible des organes nerveux, je suis tout-à-fait éloigné de ne pas recommander l'emploi de celles que l'on peut faire sur la région épigastrique et l'abdomen en général; seulement, il faut être convaincu que ces dernières ne se bornent pas à produire des effets sur les membranes muqueuses de l'estomac, des intestins, de la vessie, mais qu'elles réagissent aussi sur l'ensemble des nerfs trisplanchniques, et même sur l'universalité de l'organisation. Les fièvres les plus simples, voire même certaines indigestions, trouvent toujours quelque appui dans les centres nerveux, et les remèdes les plus ordinaires ont sur eux du retentissement, et n'influencent pas seulement les muqueuses gastrique, intestinale, l'organe sécréteur de la bile, etc. D'ailleurs, il n'est pas rare que les derniers organes soient plutôt affectés de spasme que d'inflammation réelle.

Pour terminer ces données de traitement des fièvres, qui ne peuvent être que très-générales, mais qui s'accordent néanmoins avec la plupart des médications prescrites contre ces maladies, je n'ajouterai que peu de réflexions, relativement à celles qui frappent les femmes en couches et que l'on nomme à juste titre puerpérales, sans qu'elles cessent pour cela de présenter une identité de caractère primitif, et dont les couches ne sont que la cause occasionnelle; les praticiens ont prouvé depuis long-temps :

1° Que l'ipécacuanha est fort utile pour les guérir dans un grand nombre de cas, surtout quand on l'emploie de bonne heure (méthode de *Doulcet*); 2° que les sangsues à la vulve sont indispensables pour ramener les lochies supprimées et la sécrétion lactée. Ces complications écartées, les fièvres en question marchent comme les autres fièvres qui leur ressemblent quant à leur nature.

J'ai observé aussi que dans les fièvres plus ou moins graves dont sont affectées les femmes en couche, il s'en trouve un assez grand nombre à type périodique. Dans ces cas, après l'usage des moyens ordinaires, il suffit pour les arrêter de recourir à l'emploi de la quinine, même à petite dose. Il m'est arrivé d'en guérir avec deux grains (10 centigrammes) par jour. Je me souviens que dans un ou deux cas, je n'ai employé que deux prises de cette substance, à la dose indiquée, et que dans un autre, trois à quatre prises semblables ont été suffisantes pour arrêter les accès.

Depuis la présentation de mon mémoire à l'académie de médecine, j'ai eu occasion d'observer une épidémie de fièvres typhoïdes, dans le pays que j'habite et qui est fort élevé et sujet à tous les vents. Je vais ici en signaler les causes, la marche, les progrès et le mode de traitement employé.

Cause générale. — La fin de l'automne de 1827 et le commencement de l'hiver de 1828 avaient été remarquables par la fréquence et la force des vents de midi, et en même temps par des pluies abondantes. Au moment même du commencement du solstice, la journée du 13 décembre fut marquée par une pluie de ce genre, suivie d'une chaleur inusitée, pendant la fin de décembre et le mois de janvier suivant.

Cause spéciale. — Réunion des membres d'une famille nombreuse dans une caverne profonde, sans cheminée, ni fenêtres, partant sans aucun courant d'air. Cette caverne était située au midi du bourg, dans un endroit enfoncé, resserré et chaud, les deux couches à l'usage de la famille étaient très-rapprochées l'une de l'autre, et dans l'endroit le plus obscur et le moins ventilé; les effets des miasmes délétères promptement formés dans cette espèce d'antre ou de cachot, se firent ressentir d'abord sur cette famille composée de huit individus, et dont le père fut la première victime. La maladie se communiqua promptement à la nièce de cet homme, qui en avait été secouru, et habitant la maison placée au-dessus; elle en mourut également. Les soins donnés aux premiers malades la répandirent dans le bourg. Cependant je dois faire observer que dans le moment que cette famille était affectée, une autre famille indigente, occupant une maison étroite et presque sans jour, mais placée au nord, commencait à être atteinte de la même maladie.

Contagion.—La fièvre était contagieuse, non pas à une grande distance, mais elle se communiquait par les produits de la respiration, de la transpiration, et la fétidité des diverses matières excrémentitielles, dès-lors par les vêtements, les couches, la cohabitation; c'est à tel point que lorsqu'un individu d'une famille était atteint, la famille tout entière finissait par être malade. Ceci arrivait principalement chez les malheureux.

Age, sexe et tempérament.—En général, il y eut beaucoup plus de malades parmi les enfants que parmi les grandes personnes, plus de femmes furent affectées que d'individus du genre masculin; les derniers usent ici habituellement d'une boisson vineuse quelconque, et cette circonstance en préserva un grand nombre. Il faut remarquer aussi que les hommes respirant un grand air, par le genre de leurs occupations, ont dû par cela même éviter plutôt l'infection.

Progrès et marche de l'épidémie.—Elle envahit une multitude d'individus en janvier, parut se ralentir au commencement de février, pour augmenter d'activité sur la fin de ce mois, en mars, avril et mai, époque à laquelle je sollicitai des secours qui furent immédiatement accordés. Elle diminua soit pour le nombre des malades, soit quant à l'intensité, dans les mois suivants, surtout après la moisson. La misère du peuple causée par la cherté des céréales, et la mauvaise nourriture avaient servi à la propager, des aliments sains et abondants contribuèrent à la faire disparaître.

Symptômes.—Tous ceux de la fièvre des prisons à un moindre degré, et dont *Pringle*, *Letsom* et *Jackson* ont fait connaître les caractères généraux. L'épidémie, sur la fin surtout, se distingua par une complication très-remarquable de symptômes dénotant une affection pulmonaire plus ou moins profonde; quelques individus furent atteints seulement de surdité pour tout symptôme. En général aussi, l'épidémie du Crest ne fut pas meurtrière; elle n'emporta que le 21e des malades, puisqu'il n'en périt que sept sur cent cinquante; elle se termina heureusement du second au troisième septénaire.

Traitement préservatif. — Propreté dans les rues et les maisons, par suite d'un arrêté de police, ventilation des maisons, lavage, exposition à l'air des hardes et couches de ceux qui avaient éprouvé la maladie, fumigations par le gaz acide muriatique, recommandation aux habitants d'user de bons aliments, de moyens fortifiants, d'eau d'orge vinaigrée, de boissons avec les vins blancs et rouges mêlées d'une certaine quantité d'eau, et dans quelques cas de légers minoratifs; recommandation réitérée de ne fréquenter les malades qu'autant que cela était nécessaire pour les secourir.

Traitement curatif. — La maladie céda souvent à des boissons adoucissantes, mucilagineuses, à des bouillons rafraîchissants, des cataplasmes émollients sur l'abdomen et à des lavements de même nature. Dans un certain nombre de cas seulement on employa des sangsues en petite quantité, au cou, à l'épigastre ou à l'anus. Plusieurs familles entières guérirent sans recourir à ce moyen. Après la disparition de l'état aigu de la maladie, il fallait, chez un bon nombre de malades, employer des moyens énergiques, l'eau de camomille, l'infusion de quinquina, le laudanum, quelques vésicatoires, et des remèdes béchiques et expectorants chez ceux qui avaient le larynx, la trachée-artère, les bronches ou le poumon dans un état d'affection plus ou moins profonde. Les toniques devenaient surtout indispensables sur la fin de la maladie, et les convalescences étaient longues et incertaines. Les secours accordés par M. le préfet *Sers* furent dès-lors fort utiles aux malheureux. Plusieurs d'entre eux auraient infailliblement succombé sans le pain, la viande et le vin qui leur furent généreusement distribués sur les secours du gouvernement et des personnes charitables.

La même maladie s'est manifestée dans la commune au

mois d'août 1846, et a sévi pendant 3 mois sur les habitants de tout âge, les enfants et les adultes de 20 à 40 ans surtout. Plusieurs personnes se sont à peine ressenties de l'influence épidémique; d'autres ont éprouvé la maladie dans son second degré, et enfin, un petit nombre au troisième; tous se sont plaints de douleurs de tête, plus ou moins violentes, avec assoupissement, rêvasseries, délire, etc. Ce symptôme a été le plus dominant; les malades au 2e et 3e degré, ont été assaillis de dyspnées et de toux plus ou moins marquées. L'un d'eux a toussé avec la dernière violence et d'une manière incessante pendant deux semaines, et sans pouvoir prendre un seul instant de sommeil. Ces toux ont été quelquefois sans expectoration; dans certains cas, les sécrétions biliaires ont été suspendues; d'autres fois, sans être annoncées par aucune douleur abdominale, elles se sont montrées abondantes dans des efforts de vomissements répétés jusqu'à énerver extrêmement les malades. Souvent on a eu à constater des diarrhées séreuses, biliaires, mêlées de sang, de fragments de membranes muqueuses, les urines ordinairement rouges, ont été incolores chez quelques-uns, et ce n'est que lorsque la maladie a eu perdu de son intensité qu'elles ont été chargées ou troublées. Il est survenu des hémorragies nasales, gastriques, intestinales, des aphtes, des exfoliations d'épiderme des membranes muqueuses du nez, de l'arrière-gorge, des pétéchies qui n'ont pas toujours été de mauvais augure. Le pouls, en général vif et serré, s'est montré fort dans quelques cas, des sueurs grasses, surtout pendant la nuit, ont fatigué beaucoup les malades; on a vu des délires modérés et d'autres fort intenses et long-temps continués. Dans les convalescences, on a observé constamment une grande faiblesse des muscles, surtout de ceux des membres inférieurs, etc.

Le traitement a toujours été assez simple: les boissons douces et délayantes, les fomentations sur l'abdomen, avec la guimauve, les lavements avec les mêmes moyens ont été fort utiles. Après quelques jours de durée de la maladie, les boissons, les fomentations et les lavements ont été rendus un peu toniques, par l'addition de la camomille. Quelques sangsues appliquées à la nuque, sur l'estomac et à l'anus, ont été fort avantageuses; j'ai vu ce moyen augmenter le délire; en général, les saignées locales ont mieux profité dans les cas peu graves, il en a été de même des sels neutres. Dans ces maladies portées au plus haut degré, les opiacés, la morphine, le laudanum à l'intérieur, l'extrait d'opium et le camphre en lavements, ont produit de très-bons effets, et il m'est arrivé d'employer avec succès quelques petites prises de sulfate de quinine. Les vésicatoires ont rendu de grands services dans les dyspnées, les toux et les délires, surtout chez les enfants.

Enfin, je ne saurais terminer cet avant-propos sans m'arrêter un moment sur cette maladie cruelle venue de l'Inde, hors de toute proportion avec les forces humaines, et qui a fait tant de victimes sur la partie du globe que nous habitons.

L'académie royale de médecine a bien mérité de l'humanité entière par les savants rapports qu'elle a fait rédiger dans son sein, imprimer et distribuer sur le choléra-morbus. Le beau travail de *M. Double*, lu à l'académie les 26 et 30 juillet 1831, assigne à ce terrible mal, comme formant son caractère essentiel, les lésions non équivoques de *l'innervation*.

Dans la séance du 19 mars 1832 de l'académie des sciences, le docteur *Delpech* a annoncé avoir reconnu à Londres, sur un grand nombre d'individus qui avaient succombé à cette maladie, *une inflammation et quelquefois même une désorganisation du plexus solaire, des ganglions sémilunaires, des plexus rénaux, en un mot, du point central des nerfs ganglionaires qui se propage quelquefois aux nerfs pneumogastriques, et par ces derniers aussi aux plexus pneumocardiaques et jusqu'à la moëlle allongée.* Cette lésion s'est montrée constante dans 13 autopsies cadavériques, et le docteur précité la considère comme cause essentielle de la maladie.

Cependant, dans son rapport du 15 mai 1832, *M. Double* ajoute, après plusieurs observations rélatées d'autopsie :

Les nerfs de la vie animale et ceux de la vie organique n'ont rien présenté d'insolite. On a souvent examiné avec soin les ganglions sémilunaires, et on les a constamment trouvés exempts d'altération appréciable (1). Mais il est constant aussi que des malades sont morts rapidement sans qu'on ait trouvé sur les cadavres aucune trace de lésion appréciable. En général, est-il dit plus haut dans le même rapport, l'étendue et l'intensité des lésions organiques ou anatomiques ont varié en raison de la durée et des formes de la maladie.

Le choléra-morbus présente toutes les nuances d'intensité, ainsi que toutes les maladies épidémiques, et, à Paris, les rechutes faisaient surgir diverses mutations de maladies, des gastro-entérites, des méningites, des états typhoïdes aigus ou chroniques, des péripneumonies, des fièvres intermittentes.

Je n'ajouterai point d'autres réflexions aux savantes données qui précèdent, si ce n'est qu'elles concordent exactement avec ma théorie générale des fièvres, adressée à Paris en 1822, et qu'elles contribueront puissamment à les faire adopter. Aussi je la présente à peu près telle que je l'ai écrite avant cette époque, et sans changement très-considérable, ce dont on pourra aisément s'assurer en confrontant le manuscrit déposé à l'académie avec celui que je livre à l'impression.

La partie qu'on vient de lire en est le texte neuf, la seconde le texte ancien ou primitif modifié, et mis en rapport avec les nouveaux perfectionnements de ma doctrine.

(1) On trouve peut-être la cause de faits aussi contraires dans l'explication suivante : Les deux nerfs splanchniques ont la double mission de soustraire, ou à peu près, les viscères à l'empire de la volonté et de borner aussi les effets des sensations de ces organes sur les grands troncs nerveux. Cette dépendance de fonction restreint le rôle de ces nerfs dans les fièvres, en les privant du premier rang et les exposant plutôt à des lésions simultanées ou secondaires, qui offrent moins d'intensité et plus d'inconstance.

DEUXIÈME PARTIE.

Depuis quelque temps on a essayé en France de renverser les principes sur lesquels repose la vraie théorie des fièvres essentielles. J'ai regardé, dès le commencement, cette entreprise comme téméraire, insensée même, et impossible à réaliser. Je croyais du moins que le temps et le simple sens commun en feraient raison. Mais les auteurs de cette tentative ont poursuivi leur plan, propagé leur doctrine et fait des prosélytes. Le moment est donc venu où les amis de la science physiologique, de l'anatomie pathologique et de la médecine philosophique enfin, ne peuvent plus garder le silence. Ce n'est point un désir d'élévation et de gloire, ni l'attrait des louanges publiques qui me font entrer en lice avec les contradicteurs des vieilles et saines doctrines; mon unique but est de démontrer les solides principes de la médecine antique et moderne dans ses croyances sur les maladies dites avec raison fièvres primitives. J'ai donné peut-être un des premiers quelques preuves d'une étude approfondie des propriétés vitales dans leur état de maladie; c'est là toute ma mission. S'il arrive que je me sois trompé, je prie d'avance mes confrères de prouver que j'ai eu tort.

Je descendrai sans hésiter dans les profondeurs des théories que j'ai à combattre. Je suis loin d'admettre que notre propre intérêt doive nous faire juger les autres avec trop d'indulgence. Une pareille modération, qui est toute de paroles et de bienséances, et qu'on dit honorable pour celui qui en donne l'exemple, ne peut que tourner au détriment de l'art de guérir. C'est avec de pareils ménagements que se perpétuent les doctrines erronnées. Un ouvrage médical est-il publié, on doit avoir le droit de l'examiner, de le critiquer comme de l'approuver. Sorti du carton, il n'est plus la propriété exclusive de son auteur. Cependant supposons-le contenant des propositions extraordinaires, mais appuyées d'argumentations spécienses, on n'ose entreprendre de le combattre; et sans donner gain de cause à l'auteur qui le publie, il l'obtient de fait. Il me semble, au contraire, que toute proposition nouvelle devrait faire le sujet des discussions les plus animées et les plus graves au sein des réunions ou sociétés médicales. Là je voudrais qu'on discutât librement sur ces assertions, qu'on en accueillît ce qu'elles peuvent avoir de vrai et qu'on en rejetât le faux sans commisération. On parviendrait ainsi à composer un code médical théorique et pratique. C'est alors qu'on pourrait dire de la médecine qu'elle est une science exacte et que ses connaissances de doctrine comme ses observations sont parfaitement fixées.

On ne suspendrait son jugement que dans le cas où les observations ne paraîtraient pas suffisantes pour asseoir une décision. C'est principalement ce défaut de concert dans nos théories qui fait que la médecine est justement traitée par nos beaux esprits de *science conjecturale*. J'invite donc les médecins à ne pas être aussi indulgents les uns envers les autres, et à prendre enfin le parti que j'indique (1), autrement nous n'aurons jamais rien de positif dans l'ensemble de nos connaissances. Je pourrais donner ici une preuve éclatante de ce que je viens d'avancer: un ouvrage immense que je m'asbtiens de nommer a été élevé en l'honneur des sciences médicales; les auteurs de cette importante entreprise sont tous infiniment estimables, cependant leur ouvrage périra et ne sera un jour consulté que comme un vaste répertoire. En effet, ce qu'il contient de théories est vague, incohérent et souvent opposé. Si les

(1) Depuis que j'écrivais ces lignes, l'académie de médecine et l'académie des sciences ont adopté la marche dont je parle.

rédacteurs s'étaient réunis et avaient discuté en commissions et en assemblée générale chacune des propositions principales qu'il contient, on eût fait un ouvrage méthodique dont la doctrine eut éprouvé sans doute des modifications par la suite ; mais cette doctrine eût du moins présenté une même physionomie. Une marche contraire a fait naître assurément un grand nombre de fort beaux articles, brillant même par les soins apportés à leur rédaction; mais il en est peu qui vaillent, pour l'avancement de la médecine, la dissertation pleine de hauts faits de *M. Delpech* sur la pourriture d'hôpital.

Dans l'état actuel de la médecine, peut-on remonter à une théorie pathologique conforme à la vérité? La réponse est affirmative; nous sommes riches d'observations. Chaque maladie du corps humain a été étudiée dans tous les symptômes dont elle s'accompagne. Il ne reste au nosologiste qu'à envisager ces divers symptômes sous le point de vue de leur intime liaison avec les altérations vitales qui les produisent, et chercher à démêler : 1° quelles sont les facultés qui, par leurs lésions, peuvent les déterminer? Est-ce la tonicité, l'irritabilité, la contractilité musculaire ou la sensibilité animale? La tonicité est-elle affectée dans les deux exercices de resserrement et de relachement? Sera-ce plutôt la circulation capillaire, l'exhalation et l'absorption que la nutrition? La lésion des grandes fonctions, comme la circulation générale, la respiration, la digestion, les sensations extérieures, etc.?

2° Une fois que l'on a acquis la certitude que c'est plutôt telle propriété et telle fonction à laquelle préside cette propriété qui déterminent les symptômes maladifs observés, on doit se faire cette question : Quel est le mode de lésion de cette propriété et des fonctions qui en dépendent? Y a-t-il augmentation ou diminution d'action vitale? Quel changement ces divers états introduisent-ils dans les fluides des organes malades? La lésion vitale est-elle prompte ou aiguë, lente ou chronique?

Or, il n'y a que cinq moyens capitaux pour parvenir à la solution de toutes ces questions.

1° Etudier les phénomènes pathologiques individuellement et dans leur ensemble, je veux dire dans les rapports connexes qu'ils ont les uns avec les autres. On doit s'assurer si tel symptôme, par exemple, est primitif, essentiel, simultané, ou seulement consécutif et dépendant d'un autre; s'il annonce le même mode de lésion vitale, s'il existe au même degré qu'un autre?

2° Après s'être ainsi élevé à une connaissance exacte du symptôme en lui-même, il faut en découvrir la cause occasionnelle;

3° Quelle est la marche suivie par la nature pour faire disparaître les symptômes maladifs et le genre d'affection qu'ils constituent?

4° Il n'est pas moins nécessaire, pour se procurer des lumières certaines sur le premier et le troisième moyen, de suivre avec le plus grand soin les effets manifestement produits par les remèdes le plus communément employés dans la guérison de la maladie observée;

5° Après avoir confronté les phénomènes hygiéniques de la vie avec l'état maladif dans les diverses actions qui le composent, après avoir comparé l'état maladif lui-même dans ses différentes périodes d'accroissement, de déclin, de dissipation et de terminaison funeste, il est de toute nécessité, dans le dernier cas, de s'appliquer, par l'ouverture des cadavres, à la connaissance des traces qu'il a laissées.

Ainsi, les notions données par la physiologie, expérimentale surtout, l'éthiologie, la symptomatologie, la physiologie thérapeutique et l'anatomie pathologique, doivent nous servir de règle dans la recherche et la découverte de la vérité théorique en médecine. Tâchons de profiter de ces considérations générales par rapport à la grande question de l'existence des fièvres essentielles dont la solution va nous occuper.

Je commencerai par rapporter ce que j'ai dit des fièvres dans d'autres écrits, afin qu'on ne puisse pas penser que ma théorie a été empruntée de quelque auteur moderne, et que dans les développements nouveaux que j'en donnerai, j'ai pu puiser dans quelque ouvrage français ou étranger. Je laisse à de vils compilateurs la honteuse tâche de faire des livres avec ceux d'autrui. Une fois à l'abri de toute imputation de copiste ou de plagiaire, je ferai connaître les nouveaux faits ou raisonnements sur lesquels je me fonde pour donner plus de solidité à la doctrine des fièvres primitives.

Déjà, dans des pensées sur la chirurgie publiées en 1806, j'ai fait connaître ma manière de voir sur les fièvres essentielles. Voici ce que j'ai dit pages 112 et 113 :

« Dans les fièvres adynamiques (et je n'emploie pas le mot adynamique que dans le sens de quelques auteurs qui ne s'en servent que pour exprimer la faiblesse ou la perte de la contractilité musculaire, phénomène absolument secondaire à la diminution de tonicité des muscles), chaque système organique est affecté d'une manière plus ou moins remarquable. On a nommé ces résultats des gangrènes, ou inflammations critiques, malignes ; mais ce sont des symptômes vraiment adynamiques et qui exigent une thérapeutique tonique et vivifiante, et on les conçoit de la manière suivante : La tonicité des divers systèmes organiques et les fonctions auxquelles elle préside sont essentiellement lésées et promptement diminuées dans les fièvres primitives, et si la débilité est portée plus loin dans quelques-uns d'entr'eux, diverses gangrènes se manifestent. Celles-ci ne sont donc que des symptômes plus prononcés de ces fièvres, et elles arrivent à peu près de même que les affections scrophuleuses plus caractérisées, et les congestions phlegmasiques qui se forment dans les fièvres inflammatoires et qui en sont comme le complément. »

Dans cet article, j'avais évidemment insinué :

1° Quelle idée il faut se faire d'une fièvre essentielle en regardant la fièvre adynamique, que je prenais en exemple comme une diminution prompte avec tendance à la gangrène de la tonicité de tous les tissus ou solides organiques ;

2° Je faisais entrevoir que les affections toniques de tous les systèmes organiques pouvaient s'aggraver, se prononcer davantage dans quelques parties, et qu'il en résultait naturellement des congestions organiques plus remarquables, plus durables, des inflammations réelles et des mortifications véritables. J'avoue cependant que cette idée générale des fièvres n'en était pas une théorie complète, et qu'elle avait besoin d'être rectifiée dans ce qu'elle présentait de vicieux ou d'insuffisant.

Je me hâtai de publier, en 1813, mon *Traité de pathologie générale* pour n'être pas devancé par les auteurs du *Dictionnaire des sciences médicales* qui commençait alors à paraître. J'y semai des considérations générales sur les fièvres primitives, pages 50 à 57. Voici la doctrine que j'y émettais :

« On regarde la définition de la fièvre, sinon comme impossible à donner, au moins comme très-difficile. C'est une maladie organique générale, caractérisée par des accès, c'est-à-dire marquée, lors de son invasion ou durant son cours, par le froid, la chaleur, la sueur et tous leurs degrés. Ces trois phénomènes, liés en général à l'irritabilité de la peau, du tissu cellulaire et de la plupart des organes, mais surtout à la contractilité des tissus musculaires, animal et organique, se trouvent plus ou moins bien réunis.

» Les forces organiques sont lésées de deux manières dans les fièvres : tantôt elles sont augmentées, comme il arrive dans la fièvre inflammatoire; la fièvre est alors dite avec raison angioténique; tantôt elles sont affaiblies, et cette circonstance est la plus fréquente. C'est ce qu'on remarque dans les rémittentes et intermittentes bilieuses, pituiteuses, dans la muqueuse continue et dans la putride, dans les malignes et pernicieuses, et dans les pestilentielles. Toutes ces fièvres sont comprises sous les noms d'atoniques ou d'adynamiques, etc.

» L'affection organique générale est portée plus ou moins loin dans les fièvres primitives. Dans l'angioténique très-intense, diverses parties deviennent le siége de phlegmasies réelles, comme le cerveau, le poumon, les membranes muqueuses, etc., d'où les congestions cérébrale, pulmonaire, et des hémorragies actives. Ces phlegmasies légères annoncent évidemment que les parties organiques qui en sont frappées participent davantage à la maladie générale. Dans certaines fièvres non-continues, bien prononcées, plusieurs organes abdominaux s'engorgent d'une manière plus principale, et le système cellulaire lui-même devient le siége d'hydropisie. C'est surtout dans la fièvre quarte que ces phénomènes pathologiques ont lieu. Dans les rémittentes et intermittentes pernicieuses, ne remarque-t-on pas aussi que des organes s'affectent plus particulièrement; d'où résultent les diverses variétés de ces fièvres. Toutes les affections plus marquées de certaines parties organiques prouvent incontestablement la nature que j'ai assignée à la fièvre, *en la considérant comme une maladie formée de deux éléments,* mais essentiellement organique.

» Aussi est-ce avec raison que des auteurs judicieux ont cherché à connaître quels changements de structure apportent les fièvres dans les tissus organiques. On ne voit pas la raison pour laquelle d'autres ont négligé cette recherche, etc.

» Les lésions musculaires et nerveuses, comme le délire, l'état soporeux, les convulsions, les paralysies, etc., qui précèdent ou accompagnent les fièvres, ne sont que des *effets de l'affection primitive des propriétés organiques du système nerveux,* etc.

» Les affections des fluides sont bien reconnaissables dans les fièvres.

» Il est évident que l'accès des fièvres remittentes et intermittentes résulte de la mise en jeu de *l'irritabilité en général.* Mais il n'est pas moins certain que ce caractère ne constitue pas seul ces maladies, et qu'elles dépendent, de même que les continues, *d'un état organique général,* moins prononcé à la vérité. Il est si vrai que la tonicité est altérée dans les rémittentes et intermittentes lentes, que, quelque parfaite que paraisse l'apyrexie, elle n'est jamais complète. Divers engorgements viscériques ont lieu assez souvent dans ces maladies, soit par le fait même de la fièvre, soit par stimulation fausse lors de l'administration précipitée des amers, et l'on sait que dans les fièvres d'accès pernicieuses il n'y a presque point d'apyrexie.

» Mes considérations *sur le double caractère que présentent les fièvres en général*, doivent nécessairement influer sur la conduite à suivre dans le traitement de ces maladies, surtout des rémittentes et des intermittentes. En effet, si l'irritabilité altérée est cause des accès, ne doit-on pas employer davantage le camphre, l'opium et l'éther dans la direction des fiévreux? Aussi peut-on avancer ce théorème pratique touchant le traitement des fièvres; il doit être *mixte et dirigé en même temps contre les phénomènes d'irritabilité et contre les organiques*, etc. »

Voilà ce que je disais en 1813 sur la doctrine physiologique des fièvres en général. Cette doctrine repose sur l'examen comparé des causes de ces maladies, sur la concordance exacte de leurs divers phénomènes avec les altérations des propriétés vitales auxquelles je les attribue, et enfin sur les succès bien démontrés des moyens qu'on leur oppose pour parvenir à les faire cesser. Ainsi, j'examinerai d'abord la définition de la fièvre tirée de son caractère physiologique;

2° Le mode de lésion des propriétés vitales dans les tissus qui en font le siége et le degré différent de la lésion de ces propriétés;

3° Les affections organiques qu'elles laissent après elles, et les données les plus assurées que nous fournit en général l'anatomie pathologique dans ces maladies;

4° Je passerai aux altérations des fluides reconnues pour être déterminées par les fièvres;

5° Je chercherai à définir le véritable caractère de ce qu'on nomme l'accès fébrile;

6° Enfin je démontrerai combien la théorie des crises, par rapport aux fièvres, a besoin d'être réformée.

Je ne m'écarterai de cet ordre qu'autant que cela me paraîtra nécessaire pour réfuter plus avantageusement les pernicieuses doctrines qu'on a cherché à propager au sujet de ces maladies.

Dans une science de faits, rigoureuse comme la médecine, les notions générales peuvent être regardées comme des guides infidèles, et si l'on ne sème d'exemples le long chemin des préceptes, il finit par ennuyer. Je ne dois pas dès-lors résister au plaisir d'une conversation familière et toute clinique avec mes lecteurs, et je vais chercher à les initier à l'intelligence des hautes doctrines pratiques sur les fièvres, en leur mettant sous les yeux une observation importante qui tient des affections locales et générales en même temps, relativement aux effets de la foudre, effets ressentis par un homme de 41 ans, doué d'une forte constitution, et qui sont de nature à faire comprendre combien le médecin, dont les théories basées sur des faits sensibles et bien raisonnés, est au-dessus du simple praticien. C'est une belle étude pathologique et une maladie sur une large échelle, et qui a du rapport avec certaines fièvres, puisque la foudre paralyse directement aussi les moëlles allongée et épinière. Cet homme est frappé, le 22 juin 1846, par la foudre et me fait appeler à huit heures du soir pour lui donner les secours convenables à sa position. Une partie de la joue droite, le bras droit tout entier, tout le devant et le côté droit du tronc et quelques points de la partie antérieure des cuisses et des jambes sont dépouillées de leur épiderme et du tissu muqueux; dans plusieurs directions, le derme est profondément endommagé et sillonné, les urines sont rouges et comme vineuses, et le malade se plaint de douleurs dans le bas-ventre.

Saignée de quelques onces, le sang est entièrement noir; pansement de toutes les excoriations qui présentent de grandes taches de meurtrissures avec une huile dessicative; applications de compresses trempées dans de l'eau froide sur toutes les surfaces atteintes, qui équivalent au moins à la moitié de la surface du corps. A l'intérieur, boissons délayantes, et parfois avec l'eau simple mêlée à de l'eau de fleur d'orange.

23. Matin, pouls abdominal, petit et serré, estomac fort douloureux, la vessie ne s'est plus vidée depuis la veille.

Dix sangsues appliquées sur la région épigastrique et fomentations adoucissantes sur le bas-ventre. Par l'emploi de ces moyens, les urines coulent abondamment et sont moins chargées que la veille. Tuméfaction des excoriations, même pansement. Les excoriations rendent de la sérosité dans la soirée du même jour.

24. Le malade a dormi, les fonctions intérieures se présentent assez bien; cependant il a rendu deux ou trois crachats de sang noir et épais. Les blessures suppurent beaucoup. Pansement avec des feuilles de poirée et une très-légère couche de beurre; diète, prescription de lavements. Même état le soir.

25. Matin, douleur de tête, pouls plus développé, le malade a dormi, suppuration très-abondante des excoriations, gonflement du chorion, du tissu cellulaire sous-cutané. Toutes les blessures sont évidemment dans un état de meurtrissure et d'ecchymose profonde. — 25. Soir, puanteur et fétidité de la suppuration qui menace de devenir colliquative.

26. Emploi de lotions d'eau de chlorure sur les blessures qui, le soir, ont repris une meilleure couleur. La suppuration a un peu diminué et perdu de sa mauvaise odeur. Pansement avec des feuilles de poirée à claire-voie. Le malade a pris un léger potage dans la journée.

27. Matin, deux grains de sulfate de quinine administrés à l'intérieur. La suppuration a diminué et cessé d'être fétide, les excoriations ont pris une couleur rosée et les membres sont dégorgés. Le soir, l'avant-bras est baigné dans de l'eau de sureau. Usage du lait pour toute nourriture.

28. Le malade a peu dormi, les plaies sont animées. Néanmoins, sur quelques points, elles sont pansées avec la solution de chlorure. Continuation de l'usage du lait, permission d'un léger potage. L'avant-bras, soumis la veille au bain de sureau, paraît plus gros que le bras.

Le soir, teinte jaune de la peau dans les endroits qui n'ont pas été atteints par l'electricité, pouls petit, mais régulier, signes de commotion et de stupeur dans les systèmes nerveux; deux ou trois selles avec des vers lombrics sans vie, fièvre à symptômes muqueux,

27 juin. Même état. Le malade a peu dormi, sa famille lui a fait manger du poisson dans la journée de la veille. Les plaies de quelques parties tendent à la cicatrisation. Deux grains (10 centigrammes) de sulfate de quinine, eau de camomille romaine.

30 juin. Même position générale. Deux grains de quinine, trois selles puantes; quelques cuillerées de bouillon de poule bien passé.

1er juillet. Le malade est dans un meilleur état; marche des plaies vers la cicatrisation. Lait et bouillon clarifié, tisane de camomille.

Du 2 au 6 juillet, les plaies continuent de se cicatriser. Usage de la quinine pour modérer les symptômes de la fièvre muqueuse qui a une tendance à l'adynamie. Le sommeil du malade est assuré au moyen d'une ou deux cuillerées de sirop de morphine. On use de temps en temps de l'eau de chlorure pour hâter la guérison. Continuation d'une petite quantité de lait et de bouillon de bœuf, etc.

Le 10, le malade est convalescent, et le 12, il demeure levé une bonne partie de la journée. Au 19, il est à peu près guéri, à l'exception d'une des plaies du bras droit.

Les effets de l'électricité sur l'homme sont le plus souvent en opposition avec de simples phénomènes d'inflammation. Si peu même que soient atteintes les parties les plus superficielles du corps, il est évident que celles au-dessous, sans remonter aux résultats ressentis par le système nerveux cérébral, vertébral ou ganglionaire, sont toujours frappées dans leur organisation intime et se trouvent dans un état d'attrition des vaisseaux capillaires et autres, et il en résulte immédiatement des ecchymoses plus ou moins profondes (1). Qui dit meurtrissure indique en général un état morbide peu disposé à l'inflammation. Il y a donc alors une disposition légère ou profonde à la mortification. C'est ce qu'on voit dans l'observation rapportée. On a dès le commencement employé des moyens dessicatifs et réfri-

(1) Dans le cas présent, les vêtements ont été broyés, mais sans aucune trace de brûlure.

gérents; mais comme les parties avaient plus de propension à la gangrène qu'à une inflammation, il a fallu recourir à des moyens d'une autre nature que les antiphlogistiques. Les grandes suppurations survenues aux surfaces excoriées ont dû surtout signaler suffisamment la nature du mal; d'un autre côté, les symptômes généraux éprouvés par le malade ne laissaient aucun doute à cet égard. J'ai dû dès-lors faire une application heureuse des solutions du chlorure de chaux qui ont promptement diminué les suppurations, en même temps qu'elles ont déterminé une dépression prompte du gonflement des surfaces malades. Depuis plus de vingt années, j'ai fait, dans un grand nombre de circonstances analogiques, un fréquent usage de ces solutions, et toujours avec beaucoup de succès.

1° Caractère physiologique des fièvres primitives. — Leur élément organique.

Je divise ce que j'ai à dire dans cet article important en trois paragraphes principaux. Dans le premier, j'examine la doctrine des fièvres presque universellement suivie jusqu'à ce jour. Dans le second, je m'attache à prouver que les nouveaux doctrinaires n'ont aperçu qu'une partie des faits maladifs qui constituent les fièvres. Enfin, dans le troisième, je fais voir quelle est la véritable doctrine des fièvres en général.

§ Ier.

L'exposition de la doctrine du professeur *Pinel* sur les fièvres essentielles est presque toute contenue dans ces deux articles de sa *Nosog. Philos.,* 3e édition.

« Une suite de causes physiques et morales, dit-il, page 2 du 1er volume, venues du dehors ou développées à l'intérieur, peuvent concourir à produire les fièvres. Elles ont en général leurs signes particuliers, leurs périodes successives d'accroissement, du plus haut degré d'intensité et de déclin. Quels que soient leur forme différente, leur marche, leur type de continuité ou de périodicité, leurs qualités bénignes ou délétères, elles semblent affecter à la fois tous les systèmes de l'économie animale, ceux de la digestion, de la circulation, de l'entendement et du mouvement. Elles peuvent, suivant les circonstances, *exciter*, *affaiblir*, *pervertir* ou *suspendre* l'exercice de ces fonctions. »

Page 9, il établit les ordres suivants de la classe des fièvres :

1° Fièvres angioténiques, marquées principalement par une irritation fixée sur la tunique des vaisseaux sanguins;

2° Fièvres meningogastriques, dont le siége primitif paraît cerrespondre à la région épigastrique et être dans les organes digestifs ;

3° Fièvres adénomeningées, dont tous les symptômes indiquent une irritation des membranes muqueuses qui revêtent les voies alimentaires ;

4° Fièvres adynamiques, qui consistent dans une diminution de la sensibilité générale, et un état d'atonie dont semblent frappés les fibres musculaires ;

5° Fièvres ataxiques, qui manifestent des symptômes nerveux dans un état de désordre par une atteinte portée sur l'origine des nerfs ;

6° Fièvres adenonerveuses, sortes de fièvres ataxiques avec affection simultanée des glandes.

M. *Pinel* a ajouté à ces deux articles fondamentaux de sa doctrine la combinaison de deux à deux de chacun de ces ordres de fièvres. Cela est vrai, par rapport à l'inflammatoire et au bilieux, au muqueux et à l'adynamique; mais tout-à-fait faux relativement à d'autres. La fièvre inflammatoire, par exemple, et l'adynamique ne se combinent jamais, pas plus que l'inflammation et la gangrène. Ces fièvres se repoussent autant que le jour et l'obscurité, la chaleur et le froid, et le système de M. *Pinel* a été à cet égard l'objet de vives et justes critiques.

Je ne rechercherai point ici jusqu'à quel point M. *Pinel* a profité des écrits de ses devanciers et des vives lumières de la physiologie moderne pour parvenir à asseoir sa doctrine des fièvres; c'est une chose purement historique. Je me bornerai à reconnaître, dans l'auteur de la *Nosographie*, une vaste érudition, un grand fond de sagacité, un rare talent d'observation; son style concis et aphoristique mérite des éloges; la postérité admirera comme nous la précision que ce savant a mise dans la fixation des diverses nuances et modifications qu'offrent les fièvres primitives; ce qu'il y a de bien certain, c'est qu'aucun médecin avant lui n'a présenté un tableau aussi complet de ces maladies générales. Mais les distinctions faites des espèces de ces maladies ne sont point assises sur des bases naturelles; la méthode de M. *Pinel* est artificielle, comme celles de *Sauvages*, de *Linnée* et de *Sagar*. Point d'économie dans les moyens, point de richesse dans les effets.

§ II.

M. *Broussais* (1), au lieu de généraliser le siége des fièvres, l'a entièrement localisé. Il est presque naturel aux fonctions de notre esprit d'en agir ainsi à l'égard de ces maladies. N'étant encore qu'élève en médecine, j'écrivis à M. *Pinel* dans le but de lui donner la preuve que la fièvre bilieuse ne consiste que dans une irritation, une phlegmasie de l'estomac, du duodenum et de l'organe hypatique; mais je parvins facilement peu après à me désabuser, et je me repentis presque aussitôt de cette étourderie de jeunesse. Le docteur *Broussais* regarde la fièvre inflammatoire comme une phrénésie, une céphàlite, une phlegmasie parenchymateuse jointe à ce qu'il appelle gastro-entérite. La fièvre bilieuse, suivant le même auteur, n'est qu'une nuance de l'irritation de la membrane muqueuse déguisée; l'adénomeningée, une irritation muqueuse intestinale qui produit une fièvre; l'adynamique, une diminution des forces vitales résultant d'une inflammation de la membrane muqueuse gastro-intestinale exaspérée par les toniques et les stimulants. Les cas de fièvres ataxiques, où les auteurs n'ont pas trouvé de phlegmasie dans quelques-

(1) *Exposé des doctrines médicales.*

uns des viscères, appartiennent, selon lui, aux gastro-entérites; enfin, l'ordre des fièvres adénonerveuses ne comprend que des gastro-entérites méconnues et qui ne diffèrent que par la nature et le mode d'action de la cause qui les produit.

En résumé, voici à quoi se rapporte la doctrine *Broussais :* 1° Les six groupes de symptômes qui portent le nom de fièvres essentielles sont l'effet de phlegmasies purement locales; 2° Ces six groupes n'expriment qu'une seule irritation qui ne diffère que par le degré, lequel ne dépend lui-même que de la constitution individuelle ou de la cause provocatrice. M. *Broussais* a d'abord rencontré beaucoup de résistance à l'adoption de son système, et a fini, comme les gens de beaucoup d'esprit et à qui leur position sociale donne de l'ascendant, par se faire un grand nombre de sectateurs.

Sur quelle base est appuyé un pareil système de pathologie? Sur la grande importance du système digestif dans l'état de maladie, sur l'observation des phénomènes morbides des fièvres, sur les résultats des ouvertures cadavériques, et enfin le succès d'un nouveau traitement.

Point de doute que le système gastrique en général ne joue le plus grand rôle chez les animaux; il en est le caractère essentiel. On a cru long temps que c'était la locomotion qui caractérisait l'animal; on était dans l'erreur. Tous les animaux, d'après les connaissances qui nous sont fournies par l'anatomie comparée, ne changent point de place, et tous, au contraire, ont un appareil digestif plus ou moins simple. Aussi *Boerhaave* a dit avec raison que les végétaux ont leurs racines extérieurement, et que celles des animaux sont placées dans l'intérieur. Les maladies de l'appareil gastrique qui influencent tout le ventre doivent donc réagir plus ou moins sur le reste de l'économie des animaux. Cette influence n'est pas douteuse, par rapport à la nutrition en général, parce que les produits de la chylification ne sont pas les mêmes; mais on doit justement la contester, par rapport au rôle étendu que lui accorde gratuitement le docteur *Broussais.* Comment, en effet, le système digestif, dans l'état d'affection des membranes muqueuses qui concourent à sa composition, pourrait-il par lui-même ou par ses annexes déterminer des affections organiques du cerveau, des moëlles, de l'arachnoïde, des poumons, du cœur, des plèvres, etc. Certes, les inflammations et les gangrènes primitives des mêmes membranes occasionnées par des causes purement locales ne parviennent pas ordinairement à produire de semblables phénomènes. Combien de gastrites, d'entérites, de dyssenteries chroniques existant depuis plusieurs mois, plusieurs années, et qui ne s'accompagnent pas de symptômes propres aux fièvres? Je puis assurer en avoir guéri plusieurs par des applications stimulantes sur l'abdomen. Jamais ces affections chroniques n'ont influencé les autres organes de l'économie, de manière à les enflammer, ou sphacéler; elles s'opposent seulement à la perfection des digestions, aux sécrétions et absorptions du chyle, d'où résulte un amaigrissement plus ou moins marqué. Cette influence des organes digestifs seuls dans leur état de maladie sur les autres parties de l'organisme se réduit dès-lors à un trouble secondaire plus ou moins manifeste apporté à l'exercice de quelqu'une des grandes fonctions. M. *Broussais* a donc trop accordé à l'influence du système digestif malade, et cet état maladif auquel il attribue tout ce que les anciens et les modernes ont nommé fièvres, n'est qu'une partie des phénomènes pathologiques qui constituent ces maladies.

Si l'on disait que le cerveau et ses annexes, la moëlle épinière, le cœur et les poumons sont seuls atteints d'une manière préexistante dans les fièvres, on avancerait peut-être une absurdité, mais cette absurdité serait moins lourde que celle de M. *Broussais*. Ce qui fait que les organes digestifs paraissent plutôt troublés dans ces maladies, c'est d'abord le grand nombre de ces organes renfermés dans la cavité abdominale, en second lieu leurs rapports intimes de fonctions, et enfin leur grand voisinage des nerfs de la vie organique et leurs relations avec ces nerfs; mais il n'est pas plus logique de prétendre que ces viscères soient seuls le siége de la fièvre essentielle, que si l'on soutenait que les hernies sont particulières aux seuls organes de l'abdomen, et absolument étrangères aux poumons et au cerveau.

Les résultats d'ouvertures cadavériques faites à la suite des fièvres qui ont causé la mort, ne sont pas plus favorables à la manière de voir de M. *Broussais*. Il n'a vu encore que les altérations organiques des viscères digestifs, et il a entièrement négligé les autres. Une seule observation démontre combien sont grandes à cet égard les préventions de cet auteur, c'est que dans beaucoup de cas l'examen des organes digestifs n'a fait voir aucune trace de lésions dans ces parties, tandis que le cerveau, les moëlles et le poumon ont été manifestement fluxionnés. On a fait, lors de l'épidémie de Barcelonne, un bon nombre d'ouvertures de personnes mortes de la fièvre jaune, mais on a reconnu que l'estomac et ses annexes sont loin de présenter constamment des traces de lésions organiques.

Quant aux principes de traitement mis en pratique par M. *Broussais*, je ferai ici les remarques suivantes : Je conviens qu'il a singulièrement simplifié le traitement des fièvres, et je n'hésite pas à penser que sa méthode thérapeutique, dans un certain nombre des applications qu'il en a faites, sera profitable à l'espèce humaine, qu'on faisait gémir avant lui sous le poids de remèdes de toutes espèces, et dans des circonstances où leur digestion était rendue plus difficile par l'état maladif existant. Mais aussi il est évident qu'en diminuant par sa méthode des effets ou actes fébriles assez principaux, il a pu parvenir en même temps à la guérison de tous les phénomènes de ces maladies, sans que pour cela il ait droit de prétendre que ces affections sont purement locales. Dans plusieurs névroses fébriles, en effet, les sangsues appliquées sur l'estomac ou à l'anus, ne sont que des moyens préparatoires à l'emploi de moyens plus spéciaux. C'est ainsi que dans les fièvres d'accès, après l'usage des saignées locales, les partisans les plus outrés de M. *Broussais* ne manquent pas d'avoir recours aux amers, et surtout au sulfate de quinine. D'un autre côté, les sangsues sur l'abdomen sont bien éloignées d'être toujours utiles; dans beaucoup de circonstances adynamiques surtout, je les ai vues produire de mauvais effets. D'ailleurs, M. *Broussais* n'aurait pas dû oublier de faire la part de ce qu'on appelle avec raison la force médicatrice, de cette force de la nature si bien appréciée par les anciens, qui tend au bien, quoique souvent on la fatigue par l'emploi de moyens qui lui sont contraires. Cet habile docteur était peut-être plus que tout autre dans le cas d'estimer à sa juste valeur la tendance de la nature à terminaison heureuse de certaines maladies, puisqu'il a noté comme capables de produire des résultats fâcheux les remèdes dont on bourre quelquefois et à contre-temps les malades, et que, sous ce rapport, il a bien mérité de l'humanité; enfin, les sangsues en pareilles circonstances ne manquent pas d'étendre leur action sur les systèmes nerveux en général, et c'est par-là, dans beaucoup de cas, qu'elles produisent des effets avantageux dans le traitement des fièvres.

Mais en l'état de persuasion qu'a produit la doctrine *Broussais*, je ne dois pas me borner à des raisonnements qui pourraient bien ne paraître que des allégations aux yeux des esprits prévenus; il est nécessaire de citer des faits qui la contredisent directement. Je ne réunirai pas ici toutes mes preuves, plusieurs trouveront plus naturellement leur place dans le cours de mon mémoire. Mais je crois pouvoir placer dans cet article les suivantes, auxquelles je défie tous les partisans *Broussais* de répondre autrement que par des arguties, des sophismes ou des dénégations.

1° Personne ne contestera que ce qu'on appelle états gastriques et autres, avec absence d'intervention nerveuse, et non suffisamment caractérisés pour être nommés fièvres, ne soient en effet pour la plupart que des affections locales et digestives surtout. Mais M. *Broussais* y pensait-il sérieusement quand il voulait nous faire accroire que les gastroentérites sont des inflammations qui embrassent toutes les fièvres? En proposant une pareille doctrine, il fallait du moins se montrer au niveau des connaissances modernes en pathologie ! Quoi ! il ne voyait dans la fièvre inflammatoire, dans la bilieuse chronique, dans l'adynamique sporadique, dans la fièvre jaune et la peste du Levant, qu'une seule et même espèce fondamentale de gastroentérite, ou d'inflammation de l'estomac et des intestins, qu'une nuance, comme il le dit lui-même, de l'irritation de la membrane muqueuse digestive ! Si du moins il eut admis un état inflammatoire vrai de cette membrane, un état atonique opposé, et que les modernes nomment *phlegmasie* chronique, qui serait mieux dénommé *état lymphatique*, ou *lymphéite*, enfin, s'il eut reconnu en troisième lieu que les premières voies sont susceptibles d'être frappées d'un état adynamique primitif avec disposition à la gangrène, comme dans les fièvres des vieillards, etc., alors je conviendrais que son système présente quelque régularité, au moins quant aux types maladifs les mieux reconnus; mais il ne voyait partout qu'inflammation, nuance d'irritation digestive, et je suis dès-lors porté à croire qu'un pareil guide ne peut qu'égarer en pathologie. M. *Broussais* parle encore des gangrènes intestinales, nécessairement précédées d'inflammations, tout comme les vieux chirurgiens parlaient naguère des gangrènes externes, qu'ils regardaient comme constamment produites par des phlegmasies; et jusqu'à ce qu'il soit reconnu que la mortification est très-souvent primitive à tout autre maladie, comme l'ont enseigné *Galien*, *Paré*, *Boerhaave* et *Mahon*, je n'aurai aucune confiance en de pareilles prétentions, relativement à la cause assignée à l'origine des fièvres. Le véritable pathologiste doit avoir fait une étude profonde et toute particulière des phénomènes morbides des petites fonctions, je veux dire la circulation capillaire veineuse ou artérielle, les sécrétions, l'exhalation, l'absorption et la nutrition, c'est là qu'est toute l'éthiologie des maladies organiques.

2° Presque toutes les maladies locales sont continues. Elles s'appuient sur des lésions organiques trop prononcées pour qu'il puisse en être autrement; et si elles revêtent quelquefois le type intermittent, du moins elles ne sont pas susceptibles de passer au continu, et réciproquement. Les fièvres, au contraire, présentent tous les types de continuité et de périodicité; et elles peuvent passer de l'un à l'autre, dans une infinité de circonstances. La dégénérescence des fièvres inflammatoires intermittentes en des phlegmasies locales bien réelles, et cela par l'administration des ammoniacaux, des alcooliques, est bien démontrée. *Huxham* est un des premiers qui aient fait cette observation importante, relativement aux suites de ces fièvres qui deviennent ainsi continues avec prédominance d'affection organique. On sait aussi que, par un traitement intempestif, on aggrave facilement les engorgements viscériques qui se sont déjà formés dans les fièvres intermittentes lentes; les fièvres périoques pernicieuses elles-mêmes qui s'annoncent toujours par l'affection profonde d'un ou plusieurs organes plus ou moins essentiels à la vie, peuvent dégénérer en fièvres continues. Nous donnerons plus tard une explication pleinement satisfaisante de cette singularité. Je sais très-bien que les partisans de la doctrine *Broussais* ont essayé de rendre raison de la périodicité des fièvres, mais leurs explications sont ridicules, et aucun physiologiste ne les a adoptées. Si, comme nous le verrons dans le cours de mon travail, les fièvres présentent des symptômes plus locaux, des prédominances maladives plus majeures, ces phénomènes loin de nous faire croire qu'elles sont des affections bornées à de certaines parties, nous détournent au contraire de cette opinion, et ne sont propres qu'à nous faire admettre la simultanéité d'affection de nos organes comme siége des fièvres. On les observe dans les fièvres intermittentes très-prononcées comme dans les permanentes à un haut degré, la fièvre adynamique avec parotides, gangrène du tissu cellulaire et de la peau, la peste accompagnée de bubons, de charbons, etc.

3° Il est une troisième objection péremptoire à faire au système de M. *Broussais*, et qui ne paraît pas avoir été suffisamment appréciée. La voici : On a dit que les miasmes putrides introduits dans l'économie allaient directement enflammer la membrane muqueuse gastrointestinale, et que de la phlegmasie de cette membrane dépendaient surtout les symptômes des fièvres. Mais si l'on trouve presque toujours une vive fluxion du canal digestif chez les animaux, dans les veines desquels on a injecté diverses substances putrides, l'on rencontre aussi d'autres lésions, soit dans le cerveau injecté et ramolli, soit dans les poumons hépatisés, soit dans les séreuses thoraciques, abdominales, recouvertes de sang ou de pus; de manière qu'il reste tout-à-fait évident que les causes de plusieurs ordres de fièvres agissent, pour les produire, sur l'ensemble des organes.

§ III.

Nous avons déjà vu que tous les symptômes des fièvres peuvent se rapporter à deux grandes séries, dont l'une comprend les phénomènes organiques quels qu'ils soient, et l'autre embrasse ceux de l'accès. Les premiers composent *l'élément organique* des fièvres; les seconds décident leur *élément d'irritabilité*.

Afin que mes lecteurs ne puissent pas douter un moment de la bonne foi que j'apporte dans la discussion de tout ce qui concerne la théorie des fièvres, il me paraît convenable de relater ici ce qu'a dit le professeur *Chaussier*, de la force tonique ou organique (*tonos* des Grecs), dite aussi *tension vitale*, *contractilité fibrillaire*, etc. Ce mode de motilité est commun à tous les solides, et produit le ton général, le degré de tension, de rénitence qui subsiste dans la vie; mais il appartient plus spécialement à la fibre simple, aux lames cellulaires, aux organes qui en sont composés, tels que les membranes, les tissus spongieux, parenchymateux, les papilles nerveuses, les lymphatiques, etc...., et il est caractérisé par une contraction lente, graduelle, une sorte de frémissement peu perceptible qui resserre le tissu de l'organe. Son état naturel est nommé *ton*, l'augmentation *orgasme*, l'excès *éréthisme*, *crispation*, la privation *atonie*, et *flaccidité* dans le cadavre. C'est cette faculté qui préside à la circulation capillaire, aux sécrétions, à l'exhalation, à l'absorption et à la nutrition, soit dans l'état de santé, soit dans la maladie (1).

Je vais d'abord examiner dans cet article les symptômes les plus saillants des fièvres, et prouver qu'ils ont des rapports naturels avec la lésion des fonctions principales, je proposerai ensuite les développements presque entièrement neufs donnés à ma doctrine particulière sur l'élément organique ou tonique de ces maladies.

Lésions de la transpiration cutanée. — Transpiration douce au toucher dans quelques cas, dans d'autres sueurs abondantes, aigres, fétides, ou suppression, intermittence, irrégularité de cette fonction. La *suette*, espèce de fièvre adynamique ou ataxique, est appelée ainsi parce qu'elle est remarquable par des sueurs très-copieuses et fondantes qui amènent en très-peu de temps une grande prostration des forces.... La peau, le tissu cellulaire participent en outre aux fièvres par les dérangements de leur nutrition. Rien ne rend cette assertion plus évidente que l'état gangreneux des plaies des vésicatoires, et la formation des escarres gangreneuses dans les fièvres adynamiques. Il en est de même des charbons dans les pestes du Levant. Les divers exanthèmes cutanés qui servent de cortége à certaines fièvres, tendent aussi à prouver la même vérité. Ces exanthèmes sont tellement inhérents et connexes aux fièvres qu'ils accompagnent, qu'on les a vus suivre régulièrement la marche et l'exacerbation des paroxysmes (*Comparetti et Alibert.*).

Lésions de l'exhalation pulmonaire. — Cette fonction varie suivant les fièvres existantes : quelquefois elle est chaude, dans d'autres circonstances, on observe une haleine froide ; elle est souvent fétide dans les fièvres adynamiques et de mauvais caractère.

(1) La tonicité chez tous les animaux à système nerveux est nécessairement placée sous l'influence et l'action des nerfs ganglionaires qui, comme on sait, accompagnent les artères dans leurs dernières ramifications. Sans cette influence toute puissante, cette force vitale n'aurait pas la même énergie.

Lésions de la chaleur animale.—Chaleur halitueuse dans certaines fièvres; dans d'autres, chaleur âcre, sèche. Le froid, le frissonnement léger, la chaleur irrégulièrement répartie, les extrémités froides, etc., toutes ces variétés annoncent que la température du corps est susceptible d'éprouver des mutations multipliées dès le début, dans le cours et vers le déclin des fièvres essentielles.

Lésions de couleur et de circulation capillaire.—Elles ont la plus grande liaison avec les précédentes.

Lésions de la circulation générale. — Pouls fort, plein, dur, fréquent, lent, mou, petit, concentré, irrégulier, battement très-développé de quelques artères, insensibilité du pouls; toutes ces nuances et autres s'observent dans ces diverses espèces de fièvres, et prouvent la part active du système circulatoire à la formation et à l'existence de ces maladies.

Lésions de la respiration.—Cette fonction est fréquente, quelquefois difficile dans les fièvres inflammatoires ; d'autres fois elle est naturelle, ralentie ou haute. Elle est alternativement aisée, difficile, fréquente et lente, grande et petite, continue et entrecoupée dans les fièvres ataxiques. Parfois éternuement, soupirs, rires involontaires, toux, hocquet, etc.

Lésions de sécrétion.—Les fonctions salivaires moins dérangées en général que celles des autres organes sécréteurs. On remarque cependant une salivation abondante dans les fièvres muqueuses; dans d'autres, la sécheresse de la langue et de la bouche annoncent suffisamment la suppression de l'action des glandes salivaires.

Les fonctions du foie, du rein et des membranes muqueuses subissent des altérations très-multipliées. Le goût amer, l'enduit jaunâtre de la langue, les nausées, les vomissements de matières jaunes, verdâtres et amères sont des symptômes de fièvres bilieuses, et marquent la part considérable que prennent les organes gastriques, hépatique, pancréatique à la formation de ces fièvres. Il en est de même des déjections liquides, muqueuses et verdâtres. Dans d'autres cas, il y a constipation et diminution des sécrétions bilieuses et muqueuses. Dans la fièvre jaune ou peste d'Amérique, on remarque que la matière des vomissements et des déjections est brunâtre, analogue à du marc de café, à du goudron, à un mélange de suie et d'eau, etc. C'est comme de la purée de riz qu'on rend dans le choléra, etc.

L'urine est parfois supprimée dans les fièvres; d'autres fois cette sécrétion est très-abondante. Les fièvres muqueuses se font remarquer par une urine nulle ou copieuse, limpide, jaune vers le début, consistante, trouble, blanche ou rougeâtre avec un sédiment briqueté vers la fin. Les fièvres adynamiques sont caractérisées par des urines d'une couleur variée, citrine ou de couleur foncée dans les premières périodes; elles se troublent et présentent un sédiment grisâtre vers le déclin, etc.

Les partisans des erreurs modernes sur les fièvres ont prétendu que toutes les hémorragies étaient actives et annonçaient un état d'orgasme de la part des exhalants; c'est une véritable argutie. Il ne s'agit pas de savoir si dans les hémorragies l'exhalation sanguine est déterminée par un stimulus des vaisseaux exhalatoires : le véritable point de la question est celui-ci : Y a-t-il dans les hémorragies effusion de sang par pléthore ou adynamie de l'organisme, ou seulement de l'organe malade? Les hémorragies ne déterminent-elles pas, dans certains cas, une détente subite et générale plus ou moins avantageuse, et n'amènent-elles pas dans d'autres une plus grande faiblesse? Certes, la réponse à ces questions est affirmative.

Lésions organiques diverses. — Le cerveau, le cervelet, les moëlles allongée et épinière, le poumon, le cœur, le foie, les organes digestifs, la rate, le rein, la vessie, etc., deviennent le siége de diverses congestions ou fluxions particulières, quelquefois fugaces, passagères, simulant des métastases, d'autres fois fixes, permanentes et plus véritablement organiques. Dans quelques cas, ces fluxions sont instantanées et périodiques comme lorsqu'elles accompagnent des fièvres intermittentes; dans d'autres circonstances, elles suivent, lors de leur développement, la marche progressive de la fièvre. J'ai déjà donné plus haut l'explication naturelle de ces phénomènes ; on ne peut que les envisager comme des prédilections de siége de la part des fièvres, des prédominances affectives dépendantes de l'état plus prononcé sur quelques organes de la maladie générale, etc. Sur le cerveau, il en résulte une céphalalgie obtuse, gravative, extrêmement forte et capable de faire pousser des cris aux malades, la somnolence, le délire taciturne ou furieux, un sommeil entrecoupé de rêves, etc. Les fluxions sur le poumon s'annoncent par une respiration plus ou moins gênée, la toux, l'expectoration muqueuse, sanguine, etc. Les membranes muqueuses deviennent aussi le siége d'hémorragies actives, passives, adynamiques, à l'occasion des affections plus prononcées de l'estomac, des intestins, du rein, de la vessie, de l'utérus; on observe encore des douleurs abdominales plus ou moins intolérables, des développements de fluides gazeux, des borborysmes, des engorgements viscériques de diverses natures. Dans la plupart des cas fébriles avec prédominance d'affection organique, la dissection des corps morts montre le cerveau, le poumon, l'estomac, le duodenum affectés de plusieurs manières : tantôt des vestiges ou rudiments d'inflammations, dans plusieurs cas des traces de gangrène ; et les membranes séreuses qui revêtent les divers parenchymes présentent des résultats d'affections analogiques.

Outre ces phénomènes purement organiques, et dépendant plus directement de la lésion de la force tonique, les fièvres en déterminent d'autres très-graves dans les fonctions de la vie animale, celles de la locomotion, de la voix, des sens extérieurs et du sens interne. Depuis la simple lassitude des muscles jusqu'à la paralysie des organes du mouvement, il existe une foule de points intermédiaires; il en est de même aussi depuis les mouvements convulsifs les plus simples jusqu'aux soubresauts des tendons et à la carpologie qui dépend d'un balancement d'action entre les muscles fléchisseurs et les extenseurs. La voix est quelquefois simplement affaiblie, dans d'autres fièvres éteinte. D'après mon opinion, les nerfs optique, acoustique, récurrents et pneumogastriques, ne concourent pas toujours à produire les fièvres par une lésion primitive de la sensibilité ou de la puissance nerveuse dont ils sont doués, mais bien parce qu'ils sont atteints en même temps dans les propriétés toniques ou organiques nécessaires à leur nutrition.

La lésion de la tonicité ou contractilité fibrillaire des organes nerveux, du nerf trisplanchnique et de la moëlle épinière, par exemple, n'est-elle pas en effet dans quelque cas un objet primitif aux dérangements de la névrosité de ces organes, ainsi que cela arrive à la tonicité du sang dans les cas où les fièvres sont le produit des miasmes délétères? Cette question peut recevoir une solution affirmative pour les *petites fièvres* dont la formation est souvent assez lente; mais il en est tout autrement dans les *grandes fièvres* : les lésions de tonicité et de nutrition des organes nerveux n'arrivant jamais que dans un temps assez long, ne sauraient devancer celle de la névrosité ou sensibilité nerveuse.

Ainsi, les fièvres produisent une multitude de dérangements et de désordres dans les fonctions organiques qui, eux-mêmes, en amènent d'autres à leur tour. Dès que les diverses fonctions organiques les plus importantes à l'existence de la vie, savoir : la transpiration, l'anhélation, la respiration, la circulation générale, la digestion, la circulation capillaire, la calorification, les sécrétions, l'exhalation, l'absorption, la nutrition des organes splanchniques surtout, sont plus ou moins primitivement et principalement altérées dans le cours des fièvres, il faut naturellement en conclure que ces maladies ne sont point locales et bornées à quelques parties. Rarement affectent-elles un seul ordre de viscères. Si cela pouvait être ainsi, l'affection observée serait seulement plus capitale. Les fièvres intermittentes elles-mêmes offrent des exemples assez nombreux de prédominances maladives simultanées au même degré. Les fièvres ont donc pour caractère d'attaquer en même temps presque tous les organes splanchniques et souvent tous à la fois. Si l'affection est susceptible quelquefois de s'évanouir promptement et de paraître se déplacer pour se porter sur une autre partie, cette succession de phénomènes morbides et ce déplacement apparent ou réel, loin d'être défavorables à ma manière de voir, ne font que venir à son appui et la confirmer. De là aussi l'impossibilité de reconnaître dans nombre de cas, par l'ouverture des cadavres, des lésions organiques annoncées par des symptômes maladifs non suspects. Qu'on observe chez un malade une lésion siégeant profondément, tantôt une affection d'estomac, puis une du cerveau, du poumon, etc., ou plutôt encore ces diverses lésions en même temps, point de doute alors qu'il ne soit atteint d'une affection fébrile.

Les symptômes organiques des fièvres présentent encore des caractères importants qui empêchent de les méconnaître et de les prendre pour des phénomènes de maladies locales; c'est que tous les symptômes encéphaliques, pulmonaire, gastrique, hépatique, etc., offrent presque constamment une identité ou homogénéité dans le type ou module maladif qui les détermine. Si un organe est frappé d'une fluxion inflammatoire, les autres sont semblablement affectés; si au contraire le module maladif d'un viscère est lymphatique, muqueux ou gangréneux, on observe le même genre d'altération vitale dans tous les organes malades. De là résulte la nécessité de traiter par des moyens conformes tous les phénomènes d'une même fièvre.

Les symptômes des fièvres sont manifestement exaspérés dans les moments de redoublement, et lors de l'invasion ou durant le temps des accès.

Ces considérations pathologiques sur l'élément tonique ou organique des fièvres doivent donc par degrés nous conduire aux propositions suivantes. Ces propositions, qui dérivent absolument l'une de l'autre et se tiennent entre elles, me semblent tellement peindre la nature des choses qu'elles s'expliquent toutes seules et qu'elles n'ont pas besoin d'une démonstration particulière.

1° Les fièvres sont des maladies générales, organiques et nerveuses en même temps.

2° Elles siégent plus principalement encore dans les organes viscériques; de là les noms de *polyviscérites*, de *po-*

lysplanchnites qui leur conviennent parfaitement, par opposition aux affections locales ou individuelles ;

3° Les affections plus notables des viscères ou de certaines autres parties organiques, ne font que décéler ou signaler une prédilection de siége de la part des fièvres, c'est-à-dire une prédominance maladive, et ne doivent pas les faire rapporter à des affections locales;

4° Puisque les fièvres ont leur siége principal dans les viscères, et que ces organes se tiennent tous par des liens infinis qu'établissent entre eux les nerfs ganglionaires, les nombreux phénomènes de ces maladies qu'on a regardés jusqu'ici comme étant sympathiques, ne doivent plus nous étonner.

Maintenant que le caractère organique des fièvres est suffisamment établi, il sera facile de voir les différences qui existent entre les systèmes de généralisation et de localisation de ces maladies.

Le système des anciens médecins (1) et de la plupart des modernes est vrai, en tant qu'il proclame que les fièvres sont des affections portant tour-à-tour ou simultanément sur les diverses fonctions principales de l'économie animale. Il est certain que les uns et les autres méritent de grands éloges pour avoir entrevu un fait certain; et quoiqu'ils n'aient pas tout dit, puisqu'ils ne sont pas remontés jusqu'à la source, et qu'ils n'aient pas découvert par conséquent la nature et la cause première des fièvres, nous devons leur savoir gré d'avoir présenté une analyse

(1) Les médecins anciens, sans être aussi profondément versés dans l'étude de la vie, ont, aussi bien que nous, observé la formation de plusieurs phénomènes maladifs. *Boerhaave*, ce médecin mécanicien, a proposé des idées théoriques sur l'inflammation qui, admises pendant plus de trente années, ont été ensuite repoussées comme erronnées. Combien de fois on s'est moqué de l'*erreur de lieu!* Eh bien! cette *erreur* est un fait qui est prouvé par la couleur rouge des inflammations, par les suppurations imparfaites, les hémorragies actives et passives. La théorie des bourgeons charnus se rapproche de même beaucoup des idées du jour sur les effets de l'inflammation adhésive ou nutritive, etc.

bien raisonnée des principaux phénomènes fébriles, et soutenu avec insistance une vérité fondamentale. Je dois donc prendre ici hautement leur défense contre les partisans de la localisation qui leur ont prodigué toute espèce d'injures grossières; et l'erreur de ces derniers était trop radicale pour se les permettre. Quand on descend à des moyens aussi bas, il faut se croire plus assuré de sa position; mais l'amour de la renommée et de la domination ne raisonne pas.

Je renvoie à un article séparé ce que j'ai à dire de *l'élément nerveux ou d'irritabilité,* afin de ne pas être obligé d'interrompre l'histoire des faits qui se rapportent à la lésion de la tonicité.

2° Mode de lésion des propriétés toniques dans les tissus qui sont le siége des fièvres. — Degré différent de la lésion de ces propriétés et classification naturelle des fièvres.

§ Ier.

Etudions d'abord le mode de lésion des propriétés toniques. Je viens de démontrer que les fièvres affectent à la fois plusieurs systèmes organiques, plusieurs parenchymes en même temps, que ce sont des affections se balançant entre eux, tantôt plus prononcées sur quelques-uns, d'autres fois les attaquant au même degré ou d'une manière à peu près égale. Ces prédominances affectives, bien loin de nous faire regarder les fièvres comme des maladies locales, ne peuvent pas même nous engager à les distinguer suivant les organes qu'elles atteignent plus particulièrement. C'est ainsi cependant qu'on a créé des fièvres bilieuses et muqueuses. Cette manière d'établir des différences marquées et tranchantes entre les fièvres, suivant les altérations observées de quelques fluides sécrétés, ne repose que sur des symptômes plus apparents, et a le grand défaut de nous en faire négliger d'autres non moins importants. Pourquoi, afin de se montrer conséquent, ne pas imaginer aussi des fièvres urinaires, puisque dans presque toutes les fièvres les fonctions des reins sont très-exposées à éprouver des dérangements plus ou moins essentiels. D'ailleurs, l'organe hépatique est on ne peut pas plus susceptible de s'affecter dans le cours d'une fièvre quelconque : Toutes les fièvres seraient donc bilieuses!

Il faut en dire autant des distinctions des fièvres, fondées sur les organes eux-mêmes. Il n'est pas du tout philosophique d'en agir ainsi. Si dans la première manière de voir, nous avons des fièvres bilieuses et muqueuses, suivant la seconde, il existerait des fièvres cérébrales, arachnoïdiennes, peripneumoniques, dyspnéïques, cardiaques, pleurétiques, gastriques, duodénales, hépatiques, rénales, etc. Je ne donne pas ici des produits de mon imagination. Qu'on jette seulement un coup-d'œil sur une table des chapitres contenus dans différents ouvrages sur les fièvres, on verra que je suis bien loin d'exagérer en disant qu'on a fait autant d'espèces de ces maladies que nous avons d'organes susceptibles d'en être frappés. M. *Alibert*, en qui je me suis toujours plu à reconnaître de grands talents, n'a pas été exempt de cette surabondance de distinctions frivoles, puisqu'il a admis une vingtaine de variétés de fièvres pernicieuses.

En cherchant donc à se faire une juste idée des fièvres en général, par rapport aux prédominances, aux majorités d'affections qu'elles produisent, on ne parvient qu'à des idées grossières sur ces maladies. Tous les organes parenchymateux sont malades dans les fièvres, les uns plus, les autres moins, mais cette circonstance est trop minime pour qu'on en déduise des principes, des règles utiles de conduite, soit relativement à l'étude de leurs phénomènes, soit à leur traitement. Ces choses ne sont que d'un intérêt secondaire, à moins qu'on ne veuille se borner à une thérapeutique de symptômes, et non se conduire d'après la nature même de la maladie et le mode de lésion vitale existant.

Les modes ou types maladifs, qui ne sont pas d'ailleurs fort nombreux, peuvent en dernière analyse se rapporter à deux principaux : ou les phénomènes vitaux organiques sont dans un état d'activité plus grande d'accroissement ou d'excès et d'éréthisme, ou bien, au contraire, la vitalité est diminuée, affaiblie d'une manière brusque ou lente, tantôt dans les phénomènes de circulation capillaire, artérielle ou veineuse, de sécrétion, d'exhalation, d'absorption et de nutrition, d'autres fois la puissance nerveuse qui préside à toutes ces fonctions éprouve elle-même de semblables anomalies. La gangrène ou mortification se rapporte, à n'en pas douter, à la double diminution de la tonicité et de la puissance nerveuse dont elle n'est que le dernier degré. Je sais bien que des physiologistes admettent en outre ce qu'ils appellent *perversion* des propriétés vitales; mais ce mot qui, comme je l'ai remarqué plus haut, n'est tout au plus applicable qu'aux aberrations de la puissance nerveuse dans les fièvres, ne peut être considéré que comme un mot obligeant, inventé pour cacher l'ignorance dans laquelle on veut bien rester à l'égard de ces anomalies, faute de les avoir envisagées sous toutes les formes et de ne pas en avoir fait une analyse complète. Ce mot ressemble à beaucoup d'autres qu'on emploie encore en médecine, au mot *nuance*, par exemple, dont a fait un si grand usage le docteur *Broussais*, en plaçant indifféremment toutes les actions des fièvres dans l'estomac, et le commencement du tube intestinal, et en les attribuant toutes à une irritation *nuancée* de ces parties.

Ces principes pathologiques sont loin d'être du *brownisme*. *Brown* les désavouerait comme siens, et cet auteur ne s'est pas élevé à la distinction capitale des maladies: 1° suivant l'espèce de propriété vitale qui les produit; 2° suivant les diverses fonctions toniques qui leur donnent plus particulièrement lieu; 3° ce médecin n'a pas pressenti qu'un jour on prouverait qu'il est des maladies organiques dépendantes d'un seul exercice de la tonicité, tandis que l'autre en amène de différentes; 4° a-t-il donné au degré de l'affection tonique ou organique, à la lenteur ou à la rapidité de sa marche toute l'importance nécessaire? 5° enfin, à l'époque où il a vécu, pouvait-on apprécier ce qu'il y a d'organique ou de nerveux dans une maladie donnée, soit générale, soit locale, et jusqu'à quel point la tonicité et la puissance nerveuse concourent, chacune de son côté, à produire l'une et l'autre de ces maladies ? Evidemment non.

Pour prouver que les forces toniques ou organiques sont lésées, seulement de deux manières radicales dans les maladies fébriles, je vais les considérer sous le triple point de vue : 1° de leurs causes déterminantes; 2° de leurs symptômes; et 3° des moyens employés par les meilleurs praticiens à leur curation. Je rapporterai aussi pour renforcer ma doctrine pyrétologique, quelques phénomènes naturels qui expriment tantôt de la réaction vitale, et d'autres fois une inertie de la force médicatrice (1).

1° Les *causes* les plus ordinaires des fièvres phlegmasiques sont la force primordiale du tempérament, l'âge de la jeunesse, diverses circonstances constitutionnelles propres à augmenter les forces toniques, l'établissement de la menstruation, la suppression d'hémorragies habituelles, des hémorroïdes, des menstrues, l'abus du vin et des liqueurs fortes, une nourriture succulente, l'insolation, la sécheresse de la température, l'habitation dans les climats voisins de la zône torride, les exercices forcés du corps, la natation prolongée, etc. Toutes ces causes produisent des phlegmasies locales, et en même temps des fièvres inflammatoires. Les pathologistes conviennent tous, à quelque secte qu'ils appartiennent, que ces prédispositions organiques et causes occasionnelles agissent de manière à décider une augmentation des facultés toniques. Il ne faut en excepter que les cas où la vie elle-même n'est pas assez forte pour supporter un stimulant qui n'est pas en proportion avec elle : c'est ainsi qu'on éteint le feu en le soufflant, s'il n'est qu'à peine allumé, et qu'on le ranime par le même moyen, lorsque la flamme est déjà forte : *Levis alit flammam, grandior aura necat.*

Le jeu des passions, l'amour porté à un haut degré, l'em-

(1) Pour la formation du tableau des causes et des symptômes des fièvres, je déclare avoir mis à contribution l'ouvrage de M. *Pinel*, comme le plus rigoureux et le plus exact dans les descriptions.

portement de colère, l'ambition, la joie excessive, les passions tristes, peuvent produire des fièvres de nature différente. Les passions ont évidemment leur siége dans le système des nerfs trisplanchniques comme le prouvent les phénomènes extraordinaires qui se passent dans le cœur, le poumon, le foie, les reins, la vessie, etc., lors des grands mouvements de l'âme. On conçoit donc très-aisément comment elles peuvent donner lieu à des affections fébriles. J'ai vu la fièvre intermittente être la suite de la décharge d'une arme à feu qui venait de crever. Si les passions communiquent la fièvre, elles la guérissent aussi. Voyez les effets d'une confiance sans bornes dans la guérison de quelques fièvres intermittentes. On sait très-bien que les remèdes les plus simples et les plus superstitieux même peuvent faire cesser des accès fébriles qui n'ont pas cédé à des moyens méthodiques. Les anciens, au rapport de *Pline* le naturaliste, connaissaient très-bien l'influence de cette passion sur la guérison des fièvres d'accès; et je connais plusieurs cantons de l'Auvergne où l'on a recours à de prétendus magiciens pour se délivrer de cette maladie. La surprise peut amener aussi de semblables résultats. J'ai entendu raconter par un de mes amis très-digne de foi, qu'une forte canonade avait supprimé une fièvre périodique dont il était atteint depuis long-temps. On sait encore combien sont réservés les médecins prudents lors de l'invasion d'une peste. La terreur inspirée par le nom seul de la maladie serait dans le cas de produire les effets les plus funestes, soit chez les malades, soit sur les personnes qui ne sont pas encore affectées. Vous ne savez pas comment la joie peut amener la résolution de divers engorgements viscériques, soit du foie ou de la rate, comment la tristesse en occasionne d'autres, reconnaissez que les passions ont leur siége dans les nerfs ganglionaires, et toutes ces choses deviendront d'une explication facile; pourquoi la digestion et autres fonctions principales sont dérangées par les grands mouvements des passions, c'est à cause des rapports intimes existant entre les appareils de ces fonctions et les nerfs trisplanchniques.

La faiblesse du tempérament, un âge avancé, les passions tristes, la prolongation d'hémorragies, l'inaction ou un travail immodéré, des fatigues extrêmes, des études forcées, des veilles prolongées, une nourriture composée d'aliments tendant à putréfaction, des boissons d'eaux corrompues, la privation du vin et des liqueurs fermentées, un air humide et froid, le séjour habituel dans des lieux bas et humides, dans les prisons, les hôpitaux, les camps, les villes assiégées, maritimes, dans le voisinage des marais, des grands fleuves qui fournissent des émanations fétides, provenant de la décomposition de substances végétales, etc., sont autant de causes des fièvres anti-inflammatoires. Personne n'oserait soutenir que ces causes sont généralement propres à déterminer l'activité de la vie. Elles la diminuent au contraire. Eh bien! ce sont les causes des fièvres muqueuses adynamiques, ataxiques et pestilentielles. Il n'y a qu'un très-petit nombre de cas où elles semblent occasionner un état actif de la tonicité. C'est ainsi, par exemple, que chez un homme bien portant, les fluides putrides déposés sur une plaie ne décident qu'une phlegmasie latente ou subaiguë, au lieu de déterminer une affection pleinement adynamique;

2° Voyons maintenant quels *symptômes,* parmi les plus principaux des fièvres, sont plutôt propres à dénoter une augmentation de la tonicité qu'une diminution de cette propriété vitale.

Pouls constamment plein et fort, battements marqués des artères carotides, gonflement des veines, rougeur et gonflement de la peau, de la face surtout, transpiration généralement régulière, sensibilité augmentée des sens, céphalalgie obtuse, gravative, sentiment de pesanteur, de douleur et d'engourdissement dans les membres, hémorragie par le nez; tels sont les symptômes ordinaires des fièvres inflammatoires. Tous annoncent une persistance d'activité vitale. La nature, dans la plupart des cas, se suffit à elle même, ou bien il ne faut avoir recours, pour guérir la maladie fébrile, continue surtout, qu'à des moyens assez simples comme une légère saignée générale, ou quelques saignées locales, des boissons acidulées, des bains, etc. Faisons observer aussi les bienfaits d'une hémorragie naturelle, d'un vomissement de bile, de déjections biliaires, d'une urine abondante, etc. Tous ces symptômes guérissent eux-mêmes les fièvres inflammatoires dont ils sont partie constituante.

Opposons à ces symptômes d'une énergie vitale bien prononcée l'état de pâleur et de flaccidité générale propre aux fièvres muqueuses : le pouls petit ou faible et ordinairement plus lent que dans l'état de santé qu'on observe dans ces fièvres, les aphtes, et les altérations muqueuses qui caractérisent ces maladies, les matières visqueuses, fades, acides, blanches, peu élaborées en général, qui sont alors rendues, les produits des urines, de la transpiration, l'état d'hébêtement des sens, les douleurs articulaires, et nous nous assurerons facilement que tous ces phénomènes annoncent de la langueur dans les forces vitales, de l'atonie. Les vers intestinaux, dont la présence se joint souvent aux phénomènes de ces fièvres, ne feront pas naître dans notre esprit une opinion contraire ; enfin, la marche lente de la nature dans la guérison doit nous persuader qu'à en juger par le caractère de leurs symptômes, les fièvres muqueuses dépendent d'une diminution générale de la tonicité, de celle des viscères et des organes digestifs, d'une manière plus particulière encore, et d'un état semblable de la puissance nerveuse.

Examinons maintenant quelques-uns des symptômes les plus saillants des fièvres adynamiques, ataxiques, typhoïdes et pestilentielles, qui, tous, publient hautement un état de débilité, soit générale ou parenchymateuse, soit nerveuse.

Couleur livide de la peau, affaissement général, prostration de la face, coucher en supination, langue jaune, verdâtre, brunâtre, noire, état fuligineux des gencives, des dents, haleine fétide, vomissement de matières foncées en couleur, déjections noires, fétides, pouls petit, mou, lent, apparence prolongée ou momentanée de congestions de nature adynamique vers la tête ou la poitrine, hémorragies, passives sur plusieurs points des membranes muqueuses, sécheresse de la peau, ou sueur partielle, froide, visqueuse, fétide, pétéchies, urine citrine ou de couleur foncée, très-claire dans quelques cas, sérosité jaune des plaies de vésicatoires, gangrène de ces plaies, gangrène des parties comprimées, parotides, etc. Dans les fièvres ataxiques ordinaires, appareil de symptômes nerveux, dépendant de la lésion de la vie animale, profond délire, toux violente, vomissements, etc. Dans les typhus, la céphalalgie est le symptôme dominant, ou une forte toux sans expectoration, des vomissements de matières bilieuses abondantes et fatigants pour les malades, autant qu'un accès de fièvre pernicieuse, etc. Le choléra se signale par l'absence des mouvements du cœur, la couleur bleue de la surface du corps, les crampes, les vomissements ou les déjections d'eau et de purée de riz, etc. Enfin, les fièvres pestilentielles, proprement dites, outre la longue série des phénomènes nerveux, présentent des bubons, des charbons, etc., et des lésions organiques de nature gangreneuse portées au plus haut degré, etc. Tous ces symptômes indiquent évidemment et de la manière la plus irréfragable que la tonicité est extrêmement diminuée et presque éteinte dans toutes les fièvres du genre adynamique, et présente une disposition à la gangrène, dans le sens de *Galien* et de *Mahon*, et que la puissance nerveuse est sans nul doute dans un état analogique.

3° Enfin, l'examen de la nature du *traitement* appliqué à la guérison des fièvres va compléter notre conviction sur les divers modes d'affections de la tonicité et de l'innervation dans ces maladies.

L'homme n'a fait qu'imiter la nature prise sur le fait. Attentif à l'observation des maladies de ses semblables, il a d'abord vu que les hémorragies nasales et autres, symptômes des fièvres inflammatoires, sont infiniment utiles à leur guérison; et il a été conduit par là même à employer dans leur traitement la saignée locale et la saignée générale, en un mot, la méthode dite anti-phlogistique. En raisonnant un peu sur les phénomènes qui guérissent comme d'eux-mêmes les maladies dont ils font partie, l'homme a dû aussi chercher à exciter les sueurs dans les phlegmasies générales, à calmer la chaleur intérieure par des boissons rafraîchissantes, délayantes, acidulées. Dans les cas les moins graves, il lui fut facile d'apprendre que la nature se suffit à elle-même pour se débarrasser sans efforts critiques bien évidents.

Les fièvres inflammatoires sont-elles accompagnées d'une augmentation de sécrétion de bile par accroissement des forces sécrétoires du foie, quelques boissons douces, acides ou légèrement amères, des fomentations sur la région épigastrique, des lavements émollients ou légèrement purgatifs, une boisson émétisée, une purgation minorative avec la manne et un sel neutre, suffisent pour les faire disparaître. Les mêmes moyens guérissent des fièvres au 3e, au 8e ou 9e accès, et plus promptement que ne le font quelquefois les sangsues suivies du sulfate de quinine.

Je ferai ici une observation assez importante sur la manière d'agir des vomitifs ou des purgatifs faibles dans les fièvres dites bilieuses. Ces évacuants ne produisent pas seulement l'expulsion des matières bilieuses et autres contenues dans l'estomac et les intestins, et dont la présence est un principe d'irritation, ils déterminent d'autres effets non moins principaux : ils agissent sur la sécrétion biliaire elle-même de manière à en changer et dénaturer le caractère, et leur action tend certainement à remettre cette fonction dans son état primitif; ils changent également l'ordre morbide des membranes digestives; enfin, en agissant aussi sur les systèmes nerveux, ils tendent à convertir en des états plus simples les phénomènes fébriles qui n'ont pas leur siége dans les organes digestifs : c'est ainsi, par exemple, qu'ils diminuent souvent la céphalalgie sus-orbitaire, des douleurs pleurétiques, etc.

Il faut conclure des principes qui dirigent le traitement des fièvres vraiment inflammatoires que ces fièvres, en général, guérissant par des moyens affaiblissants, leur nature tient nécessairement d'une augmentation des propriétés toniques et de l'innervation.

Dans le traitement des fièvres bilieuses atoniques, muqueuses, adynamiques, etc., on suit, en général, une marche opposée à la précédente. On évacue bien quelquefois les matières sécrétées qui engouent et irritent les organes qui les ont fournies, mais on le fait avec beaucoup de sagesse, et le but principal qu'on se propose alors est de diminuer les sécrétions digestives qui, trop prolongées, deviendraient nuisibles aux malades, et de fortifier en même temps les organes sécrétoires par la nature même du remède évacuant. Parmi les purgatifs les plus convenables, il faut mettre au premier rang les amers et astringents, comme la rhubarbe. L'évacuation des humeurs sécrétées n'est pas même rigoureusement commandée. Dans plusieurs cas de fièvres adynamiques et ataxiques surtout, j'ai vu des évacuants suivis de peu de succès, ou déterminer des symptômes nouveaux et aggraver ceux qui existaient déjà. Il m'est arrivé plusieurs fois aussi de prédire le caractère mortel d'une fièvre ataxique d'après le faible effet d'un vomitif quelconque.

Dans les fièvres opposées aux inflammatoires, il faut aussi arrêter les sueurs, les hémorragies passives, les flux intestinaux et relever en général et par degrés les forces du malade par des frictions, des rubéfactions cutanées, par des cataplasmes fortifiants sur l'abdomen, des fomentations avec l'eau de camomille, des embrocations camphrées, des lavements de même nature, ou avec les opiacés, et par l'administration méthodique et bien raisonnée de substances amères, en petite quantité surtout, etc. Je sais très-bien que les malades guérissent quelquefois par l'emploi de moyens assez simples, et souvent même opposés par leur action à la nature de ces maladies, comme l'eau d'orge, celle de chiendent, de guimauve, etc.; mais il s'agit de savoir si, généralement parlant, le traitement légèrement fortifiant n'est pas le plus approprié à la cessation des phénomènes morbides de ces maladies. Cette espèce d'antagonisme dans la thérapeutique de quelques fièvres adynamiques, ataxiques, typhoïdes et cholériques, s'explique fort aisément par la nature de ces maladies qui se partage en deux éléments contradictoires : l'un exigeant l'emploi des toniques, et l'autre des moyens opposés, et tous deux enfin réclamant un traitement mixte. La permanence de l'irritation des systèmes nerveux entraîne et exige impérieusement une pareille conduite. Les grands praticiens, que j'adjure de s'expliquer à cet égard, conviendront de la nécessité d'alterner entre les uns et les autres de ces moyens, et en même temps que ma théorie, entre les anciennes et les modernes, n'est pas en défaut en présence de semblables difficultés; qu'elle sert, au contraire, à les éclairer, tandis que le *brownisme* absolu comme le *broussaisisme* se trouvent ici complètement en opposition avec les principes émis.

Il faut convenir aussi que les médications atoniques dans les cas dont nous parlons, ne sont que préparatoires à d'autres plus énergiques qui sont les vrais moyens médicamenteux, et qu'il ne faut pas en prolonger l'emploi, de peur de trop affaiblir et de rendre longues ou impossibles les convalescences. C'est ainsi que, pour résoudre certaines tumeurs chroniques, les chirurgiens habiles font précéder les émollients.

Des médecins d'un grand nom ont versé le sang à flots dans les fièvres adynamiques et ataxiques, les fièvres jaunes et les pestes. *Sydhenam* a proposé la saignée générale pour combattre la peste du Levant. Qui oserait, parmi les pathologistes du jour, établir en thèse générale qu'il faut employer uniquement les antiphlogistiques dans les maladies dont je parle? Qui se bornerait aussi à conseiller le petit lait doux ou acidule, et l'eau de poulet comme moyens suffisants de guérison dans le traitement des intermittentes pernicieuses, et prohiber, au contraire, les préparations du quinquina? Personne assurément.

Ménageons donc les évacuations sanguines dans les fièvres adynamiques en général; elles ne conviennent surtout que dans les cas où les amers les plus légers ont produit quelques surexcitations gastriques, le hoquet ou d'autres symptômes semblables. J'ai vu des malades dont l'estomac supportait mal les boissons amères et même les bouillons qu'on leur administrait; quelques sangsues suffisaient alors pour faire disparaître ces vomissements nuisibles et pour donner à la fièvre une marche plus régulière. De toutes les fièvres atoniques, les ataxiques sont celles qui réclament une application plus impérieuse de sangsues, à cause des phénomènes nerveux, cérébraux et rachidiens qui les accompagnent; mais cette application ne doit se faire dans d'autres vues que celle de désemplir quelques vaisseaux, sans aucune prétention à affaiblir.

Dès que les méthodes de traitement appliquées aux fièvres se partagent en deux grandes catégories, il en résulte naturellement aussi deux grandes divisions, sous le rapport de leur caractère distinctif, entre ces maladies générales.

Ainsi, l'étude des causes, des symptômes et des meilleures méthodes de traitement démontrent qu'il n'y a que deux ordres d'affections fébriles. Je n'hésite pas à penser que tous ceux de mes confrères qui se donneront la peine de faire l'analyse des fièvres par ces trois séries de preuves finiront par se convaincre de cette vérité; et si les principes que je viens d'émettre peuvent être aujourd'hui contestés, c'est que la physiologie est encore assez peu familière à un grand nombre de médecins dans les applications qu'on doit en faire à la théorie des maladies; c'est que le défaut d'études profondes de cette belle science obscurcit la véritable théorie médicale. Et quoique je convienne le premier que la médecine a encore quelques pas à faire pour paraître une science tout-à-fait dogmatique et positive, il n'y a que ceux qui veulent être trompés pour qui le prestige de l'erreur soit réellement à redouter.

§ II.

Dans ce paragraphe, je vais examiner les fièvres sous le rapport de leur classification.

Ici se trouvent trois grandes questions à résoudre :

1° Quelles sont les fièvres qu'il faut regarder comme étant inflammatoires?

2° Connaît-on bien toutes celles dans lesquelles il y a diminution de l'action vitale organique?

3° Ces dernières ne doivent-elles pas être distinguées les unes des autres suivant leur degré du moins faible au plus faible, suivant la lenteur ou la rapidité de leur marche, leur siége particulier, les couleurs plus ou moins prononcées qu'elles offrent?

La solution de ces questions importantes nous donnera la véritable classification des fièvres.

Première question. — Je range dans le premier ordre de fièvres toutes celles connues jusqu'à présent sous le titre d'inflammatoires. Personne, je pense, ne me fera d'objections pour ce qui concerne les inflammatoires continues; mais en sera-t-il de même de celles à type rémittent et intermittent dans lesquelles on observe des signes qui tiennent franchement à une diathèse phlogistique, à une activité bien caractérisée, bien formelle des propriétés vitales? A cet égard, je ferai les réflexions suivantes, qui ne manquent pas de fondement :

1° La théorie ne repousse pas du tout l'existence des rémittentes et intermittentes inflammatoires; elle se prête, au contraire, à les admettre avec la même facilité qu'elle reconnaît les fièvres périodiques avec atonie lente, adynamie plus ou moins prompte, plus ou moins prononcée. La théorie des fièvres semble même exiger ce résultat pour être complète;

2° On a observé qu'aux printemps et aux automnes dans lesquels il avait régné épidémiquement des pleurésies, des péripneumonies, des rhumatismes aigus, c'est-à-dire des affections organiques locales franchement inflammatoires, il succédait immédiatement des fièvres phlegmasiques intermittentes, comme des restes de l'épidémie inflammatoire. C'est à *Huxham* que nous devons cette observation importante;

3° Le même praticien a aussi observé que si, au début, on traitait certaines fièvres tierces, demi-tierces, quotidiennes, par des échauffants, comme les liqueurs alcooliques, les ammoniacaux, les aromates, on les faisait dégénérer en de véritables phlegmasies locales;

4° Nous verrons par la suite que les rémittentes et intermittentes en général présentent un caractère moins organique que les permanentes, et que ces dernières ne sont qu'à un seul type lorsqu'elles sont trop prononcées. En faisant l'application de cette observation à la solution de la question qui nous occupe, il n'est pas possible de douter de l'existence des périodiques inflammatoires, puisque l'inflammatoire continue présente à peine les rudiments les plus légers d'une inflammation locale.

Ainsi la théorie des fièvres, ne repoussant pas les inflammatoires périodiques et les admettant, tout au contraire, comme une conséquence naturelle et rigoureuse de ses règles, les causes, les symptômes et le traitement de ces maladies se réunissant à la théorie pour prouver un semblable résultat, on ne doit pas hésiter à reconnaître qu'il existe des fièvres inflammatoires à type rémittent et intermittent.

Si nous avions besoin d'autorités respectables pour une démonstration plus entière de cette vérité pathologique, nous citerions *Selle*, qui, dans sa pyrétologie, ne balance pas à admettre une fièvre inflammatoire intermittente dont le caractère générique est de coïncider avec les saisons du printemps et de l'hiver, et d'être propre aux constitutions robustes. J'ai observé moi-même plusieurs fois l'intermittente inflammatoire sur des jeunes gens pleins de vigueur, et se livrant à des exercices violents. En voici un exemple, choisi entre beaucoup d'autres. Le jardinier du receveur-général du département, jouissant de la plus belle santé, se lève, le 15 février 1822, quatre heures avant jour, et fait un voyage pénible. Le soir, plus de fatigue que d'habitude, quelques frissons pendant la nuit, agitation, insomnies, céphalalgie frontale. A dix heures du lendemain matin, commencement d'un accès fébrile qui se prolonge fort avant dans la nuit suivante. Le lendemain de l'accès, intermission. Je fus appelé pour voir le malade le jour qu'il éprouvait le second accès. La face était très-colorée; céphalalgie et léger délire, chaleur halitueuse de la peau, pouls fort, langue simplement blanche; point de sensibilité marquée à l'épigastre; point de borborysmes, ni de diarrhée.

J'ordonnai un léger évacuant qui fit rendre une bonne quantité de bile. Le troisième accès fut moins long, moins intense, et le malade se trouva guéri au septième. Les deux derniers furent infiniment faibles et de courte durée. Au lieu du huitième accès, le malade ne ressentit qu'une soif assez vive. Je ne dois pas oublier de dire que pendant les intermissions le malade n'éprouvait que de la céphalalgie. Il ne se plaignait jamais de douleurs et autres affections abdominales. Certes, dans cette observation, on trouve des preuves de l'existence des fièvres inflammatoires à type intermittent! Il n'en existe pas moins dans la rechute du malade, et la prompte disparition de la fièvre lors de la seconde invasion. Le 27 mars, ce jeune homme, qui se croyait entièrement guéri, dont l'appétit et les forces étaient revenus, se rend dans une église, où il demeure trois heures. Le lendemain, à une heure après-midi, accès de fièvre intermittente, qui se répète les deux jours suivants. Un simple lavement s'opposa au retour de la fièvre.

Ainsi, il ne faut pas se borner à ranger parmi les fièvres inflammatoires, celles qui sont à type permanent; beaucoup d'autres groupes de symptômes fébriles à type périodique, appartiennent aussi à cet ordre de fièvres. Non-seulement nous devons reconnaître comme telles celles qui paraissent à peu près exemptes de phénomènes gastriques, hépatiques, etc., mais encore placer sur le même rang toutes celles qui se signalent par une sécrétion bilieuse abondante et une irritation réelle de l'estomac et du duodénum. Les fièvres bilieuses sont inflammatoires, quand elles guérissent promptement et avec des moyens simples, lorsqu'il existe un appareil de symptômes marquant une réaction vitale; si les sangsues et les applications émollientes sur l'épigastre procurent un prompt soulagement, et si les boissons délayantes, acidules sont suivies de succès. Elles ne font alors que présenter quelques dissemblances, quoique l'essence de l'affection soit toujours la même. La chose capitale en effet est de savoir si l'on doit recourir aux moyens antiphlogistiques, plutôt qu'aux remèdes propres à augmenter les propriétés de la vie.

Il résulte de ces données que les fièvres dites bilieuses ou gastriques ne peuvent plus faire un ordre à part, et qu'elles se rangent naturellement dans les deux grands ordres ci-dessus indiqués, suivant qu'elles tiennent à un accroissement ou à une diminution de la vitalité. Les premières se classent parmi les fièvres inflammatoires, et les autres, parmi les fièvres atoniques, au 1er, 2e ou 3e degré. Prouver que les fièvres bilieuses ne se distinguent que par un symptôme prédominant, et qu'elles se partagent entre les inflammatoires et les atoniques, c'est mettre d'accord les *Galenistes*, qui ne voyaient partout que saburres et saletés gastriques, et le fameux *Dehaën*, disciple de *Boerhaave*, qui ne reconnaissait que des fièvres inflammatoires et des putrides.

Au reste, les cas de fièvres vraiment inflammatoires ne sont pas les plus nombreux. Ne nous en laissons pas imposer par des apparences trompeuses, surtout ne croyons pas que les fièvres phlegmasiques se changent facilement en adynamiques et ataxiques ; croyons plutôt que celles-ci sont telles dès leur principe, malgré quelques apparences inflammatoires propres à nous induire en erreur. Ne nous refusons pas non plus à regarder comme des fièvres inflammatoires essentielles des maladies qui frappent en même temps le plus grand nombre de nos parenchymes, quand même elles offriraient des signes de fluxions, qui, bien loin de prouver que les affections locales ont décidé la réaction générale, ne font que démontrer que l'affection générale est plus dirigée, plus concentrée sur certains organes. L'observation d'*Huxham* citée plus haut, que les fièvres intermittentes inflammatoires dégénèrent en des phlegmasies locales bien réelles par l'administration des alcooliques et des ammoniacaux, est tout à fait capable de nous faire comprendre combien les fièvres revêtent de caractères essentiels et néanmoins propres à nous donner le change.

Ici j'examinerai une difficulté qui se présente assez naturellement. Ne pourrait-on pas ranger quelques fièvres ataxiques continues parmi les inflammatoires et *vice versâ?* Je commencerai par avouer que, dans certains cas, il est fort difficile de faire la distinction, au lit des malades, d'une fièvre inflammatoire intense et accompagnée de fluxion cérébrale, d'avec une encéphalite, ou arachnoïdite simple ou d'avec une fièvre ataxique , présentant le caractère d'une congestion sur l'encéphale. Voici cependant ce qu'on peut dire de raisonnable pour parvenir à distinguer une fièvre inflammatoire ordinaire d'une fièvre ataxique proprement dite.

En général, l'excitation de la tonicité et de la névrosité, qui produit la fièvre inflammatoire, n'est pas assez prononcée, ni d'assez longue durée pour amener un état de désordre considérable dans les fonctions du cerveau et de la vie animale, tandis qu'il n'en est pas de même de l'adynamie générale qui s'accompagne d'ataxie. Toutefois, si l'on convenait de nommer ataxie un désordre quelconque des facultés et fonctions de la vie de relation, occasionné par les fièvres, on ne devrait pas hésiter à reconnaître que cet état sert aussi d'équipage aux fièvres inflammatoires, puisque les continues de ce genre, et les périodiques surtout sont souvent jointes au délire, à la perte de mémoire et à d'autres phénomènes semblables. Mais pour ne pas paraître innover, limitons le mot ataxie aux fièvres adynamiques avec congestion cérébrale, et contentons-nous, pour le présent, d'avoir élevé une question grave et mis sur la voie de sa solution.

Seconde question. — Les maladies fébriles, rangées dans le second ordre, et qu'y appelle naturellement leur caractère d'atonie, de faiblesse capillaire, exhalatoire, nutritive, et par suite un état analogique des grandes fonctions, sont quelques bilieuses, lentes et de longue durée, non précédées de phénomènes inflammatoires bien caractérisés, celles dans lesquelles les toniques et les amers sont plus particulièrement avantageux ; les fièvres muqueuses aux 3 types, et enfin, les fièvres dites adynamiques, ataxiques, solitaires ou épidémiques et pestilentielles, quels que soient leurs types de permanence ou de périodicité. Pour être convaincu que toutes ces affections fébriles méritent d'être placées dans un seul et même ordre, par rapport à leur identité de caractère pathologique, qui est la faiblesse, la diminution des forces et fonctions toniques et nerveuses en même temps, il suffit d'examiner attentivement les causes qui les produisent, les phénomènes qu'elles présentent, et les moyens thérapeutiques, jugés depuis longtemps, par les meilleurs praticiens, comme les mieux adaptés à leur guérison. Toutes ces fièvres ne diffèrent entre elles que par leurs causes provocatrices ou occasionnelles, le degré d'affection des propriétés vitales, la promptitude ou la lenteur de leur invasion, de leur marche, etc., et se ressemblent quant au fonds; toutes accusent une source commune, l'atonie. En lisant des histoires d'épidémies de fièvres, la description de *Rœderer* et de *Wagler* par exemple, on ne peut manquer de se convaincre de cette vérité. Ces auteurs, après avoir décrit la fièvre muqueuse sous la forme la plus simple et la plus bénigne, ne donnent-ils pas l'histoire de la fièvre muqueuse ataxique, celle de la même fièvre avec complication d'exanthèmes pourprés, etc. Plusieurs malades n'éprouvaient qu'une espèce de fièvre bilieuse, tandis que d'autres avaient des fièvres adynamiques, ataxiques, continues ou intermittentes. Les épidémies de typhus sont parfois fort légères, si le grand nombre consistent dans des fièvres graves et longues à guérir. Il en est de même des épidémies des fièvres jaunes, qui ne présentent pas constamment des symptômes de gravité, et qui se bornent souvent à des cas légèrement bilieux. C'est ce qui résulte de l'appréciation de plusieurs histoires de ces maladies, décrites par M. *Gilbert*. Je conviens pourtant le premier de la nécessité de classer les diverses fièvres atoniques en plusieurs sous-ordres, et c'est ce que j'examinerai impartialement et dans un esprit de grande sévérité, en traitant la question ci-après. Mais avant d'aborder cette question, je ferai une remarque bien essentielle sur toutes les fièvres du second ordre, c'est que l'affection organique est en général plus prononcée dans ces fièvres que dans celles de l'ordre premier. Considérées sous ce point de vue, les fièvres, qui sont des maladies complexes et générales, présentent la plus grande analogie avec les affections organiques locales, qui leur correspondent comme participant à la même nature ou éthiologie. C'est ainsi que les inflammations laissent moins de traces anatomiques après elles que les autres maladies organiques. Bien des médecins ne regardent pas encore les phlegmasies comme décidément organiques, quoique les désordres qu'elles entraînent sur la peau, dans le tissu cellulaire, les parenchymes, à la surface des membranes muqueuses et séreuses, attestent suffisamment leur caractère, et que les bourgeons charnus actifs et passifs soient, dans les différentes phases de leur développement, une preuve irrécusable de l'affection de la nutrition dans ces maladies. Eh bien! les fièvres inflammatoires présentent le caractère d'affection organique à un bien plus faible degré encore que certaines inflammations locales. Le cerveau, le poumon, les membranes séreuses et muqueuses, s'engorgent quelquefois d'une manière assez évidente à l'occasion de ces fièvres; mais ces phénomènes de fluxion sont passagers et très-fugitifs, et consistent tout au plus dans des turgescences capillaires qui disparaissent par la mort.

Au contraire, toutes les fièvres adynamiques, ataxiques, cholériques, pestilentielles surtout, sont plus productives de lésions organiques des viscères, du cerveau et de l'arachnoïde, du poumon et des plèvres, de l'estomac, des intestins, de la vessie et du péritoine, quel que soit d'ailleurs le type qu'elles revêtent. Voilà pourquoi quelques praticiens sont tentés de les ranger parmi les affections locales, avec lesquelles ils leur remarquent de l'affinité. On ne saurait nullement soutenir que les fièvres intermittentes avec affection dominante de divers viscères puissent être locales, mais la question a pu être agitée avec une certaine apparence de vérité, par rapport à quelques fièvres continues. Rien ne prouve plus évidemment la fausseté d'une pareille doctrine que les affections dominantes de certaines parties, qui ont lieu dans les fièvres intermittentes elles-mêmes, puisque ces affections sont susceptibles d'exister à des degrés très-différents, de s'exaspérer par les méthodes de traitement intempestives, et que les fièvres tout-à-fait périodiques se changent en semi-périodiques, ou rémittentes, puis en fièvres continues.

Troisième question.—Les fièvres muqueuses, adynamiques et autres, quoique ne reconnaissant qu'une même nature d'affection, la double faiblesse de la tonicité et de la névrosité pour principe, ne doivent-elles pas être soigneusement distinguées les unes des autres? Il existe sans contredit des différences assez notables, entre ces diverses maladies fébriles, pour que le nosologiste qui, avant tout, s'attache à démontrer l'éthiologie des maladies et les véritables principes sur lesquels repose leur traitement, ne cherche pas à les diviser en plusieurs genres ou sous-ordres.

Or, des fièvres du second ordre reconnaissent pour cause première une faiblesse moins grande des fonctions organiques et nerveuses, et ont en général une marche lente : je les nommerai *atoniques au* 1er *degré*. Je leur conserverais volontiers les dénominations de bilieuses chroniques, de pituiteuses ou muqueuses, si ces appellations ne nous détournaient pas de tout ce qui se rattache à leur véritable éthiologie. Les fièvres qui se classent naturellement dans ce sous-ordre sont les gastriques et muqueuses continues, avec ou sans la présence de vers intestinaux, et qui offrent un caractère d'atonie et de lenteur dans la marche; toutes celles à type rémittent et intermittent dites benignes, qui ne revêtent pas de réalités inflammatoires dans le principe, et qui ne sont pas aussi prononcées que celles dites pernicieuses. Toutes ces fièvres atoniques au premier degré, que je nomme aussi *petites fièvres*, par opposition à celles des autres degrés qui sont infiniment plus formidables, offrent entre elles des affinités naturelles très-multipliées, quant à leurs causes provocatrices, à la marche lente de leurs symptômes et aux moyens employés à leur traitement.

Il est, au contraire, des fièvres du même ordre dont l'existence atteste une lésion plus profonde, plus brusque des propriétés vitales, organiques et nerveuses; celles-ci sont des tendances, des dispositions primitives à la mortification; je les appellerais volontiers, ainsi que les suivantes, des gangrènes générales, si ces expressions ne pouvaient pas paraître trop fortes à quelques esprits prévenus; mais je me borne à les dénommer *atoniques au 2e degré*, ou simplement adynamiques. Sur l'emploi de ce dernier mot, je ferai observer que je ne désigne pas par là en particulier la faiblesse musculaire, qui est un résultat des fièvres de ce second genre, et que l'usage que j'en fais ne peut servir qu'à spécifier l'atonie générale, dans ce qu'elle offre de plus aigu et de plus prononcé que celle qui est propre aux fièvres du genre précédent. Je range aussi parmi les fièvres adynamiques celles qu'on a nommées dans ces derniers temps ataxiques. Justifions de suite cette classification. Je ne puis voir d'autres différences entre les fièvres putrides et malignes que celles-ci. Dans les premières, le système nerveux rachidien, dans son ensemble et ses agrégations principales, est moins essentiellement atteint; le mal est plus limité aux fonctions dirigées par le système nerveux organique ou ganglionaire; le contraire existe dans les fièvres ataxiques. A une plus forte affection des nerfs vertébraux et de la moëlle allongée, se joint encore une fluxion du cerveau qui, retentissant sur les fonctions de la vie animale, auxquelles préside le système nerveux cérébral, en produit la perversité et le désordre. C'est ainsi que la respiration se dérange lorsque le poumon est malade, ou que les digestions languissent, se dépravent et cessent même, si les organes gastriques ne sont plus dans un état de santé. Cette comparaison que je fais entre les dérangements des grandes fonctions, à la suite de l'affection tonique et nerveuse des organes qui y président, nous dispense sans doute d'entrer dans de plus grands détails, pour prouver que les fonctions animales ne sont troublées que consécutivement dans les fièvres. Ce raisonnement, fondé sur les faits, répond à toutes les objections, je pense. Ainsi le délire et tous les dérangements des fonctions intellectuelles, des sens extérieurs, etc., ne sont évidemment que des lésions fébriles secondaires. Nous ne devons pas en négliger l'étude pour cela; ces affections sont très-propres, suivant l'intensité de trouble qu'elles présentent, à nous donner de saines idées sur le degré de la maladie capitale.

Je dois en dire à peu près autant de la faiblesse musculaire (*prostratio virium*) dans le cours des fièvres adynamiques :

1° Elle est consécutive à l'affection organique des muscles; c'est ainsi que l'angine apporte obstacle à la contractilité animale des muscles de la gorge et du larynx, et que le rhumatisme aigu ou chronique, maladie dépendante de la lésion des propriétés toniques des muscles, les empêche d'exécuter les mouvements de contraction qui leur sont propres;

2° Elle est simultanée dans beaucoup de cas, puisque les nerfs qui se distribuent aux organes musculaires tombent dans un état d'atonie par suite de la lésion de la souche à laquelle ils prennent naissance.

Les fièvres intermittentes pernicieuses se rapportent au genre des fièvres atoniques au second degré. Ces fièvres reparaissent à des époques plus ou moins régulières, et sont toujours accompagnées de la lésion particulière d'un organe parenchymateux ou autre. De là le coma, l'aphonie, la syncope, la dyspnée, le vomissement, etc. Elles se font remarquer quelquefois par la prédominance au même degré de plusieurs symptômes capitaux. *Morton* donne l'histoire de deux femmes atteintes d'une fièvre pernicieuse, caractérisée à la fois par une violente cardialgie et par des sueurs colliquatives. La dissertation de *Lauther* renferme plusieurs exemples de cette prédominance simultanée de plus d'un symptôme au même degré. Les fièvres atoniques, au 1er et au 2e degré, présentent ce grand caractère; ainsi que les fièvres du 1er ordre, elles s'offrent sous les différents types de permanence, de demi-continuité et de périodicité à peu près complète. Il n'en est pas de même des fièvres atoniques au 3e degré. Celles-ci, en effet, existent avec des symptômes d'affection organique trop profonde pour que cette affection puisse un moment s'interrompre et éprouver une suspension quelconque; cependant le choléra, lorsqu'il est réduit à l'état de *cholérine*, et la *peste* à celui de *pestiline*, etc., peuvent revêtir la forme intermittente.

Fièvres atoniques au 3e *degré*. — Ici je place les pestes, la fièvre jaune d'Amérique, le choléra et la peste du Levant. On ne peut pas, en effet, les réunir dans le même genre que les fièvres adynamiques et ataxiques ordinaires; elles attaquent plus brusquement encore, et plus profondément surtout, notre organisation; elles règnent toujours d'une manière épidémique; et, comme je viens de le remarquer, elles ne se présentent que rarement sous la forme périodique. Elles offrent dès-lors des symptômes communs qui les séparent des fièvres européennes, et elles en ont aussi qui les distinguent l'une de l'autre. La fièvre jaune ne paraît se communiquer que dans des circonstances semblables à celles qui lui donnent naissance. Le choléra est en même temps contagieux et reproduit par des causes d'infection; il attaque, tantôt simultanément, et tantôt successivement, plusieurs individus vivant ensemble, et surtout ceux qui sont mal logés, mal vêtus et mal nourris, et épuisés par des excès de toute espèce. La peste du Levant est contagieuse d'une manière absolue. Il semble que la fièvre jaune attaque plus fortement, plus spécialement les organes digestifs et hépatiques, tandis que le choléra oriental se signale surtout par une atteinte portée sur le cœur, l'estomac, les intestins et les muscles, d'où procèdent la cyanose, la soif inextinguible, les ardeurs d'entrailles, les vomissements, les selles de purée de riz et les crampes si douloureuses qu'on observe dans cette maladie. La peste offre des prédominances d'affection sur les systèmes cellulaire et lymphatique; c'est à cause de cela que les glandes conglobées, la parotide, les mamelles, etc., deviennent dans cette maladie le siége de divers engorgements gangreneux, nommés bubons et charbons. Toutes ces maladies accusent une violente atteinte dirigée en même temps contre la tonicité et les grandes agrégations nerveuses, et décèlent aussi des prédilections de siége; et leurs nuances particulières et distinctives, qui dérivent de la grande activité de leurs causes occasionnelles et d'un dégré plus profond d'affection organique, etc., doivent les faire placer dans un cadre séparé des fièvres adynamiques ordinaires, avec lesquelles elles ont néanmoins une grande affinité d'origine, une essence commune.

Quelle que soit, au reste, la nature phlogistique ou adynamique des fièvres, on ne saurait, dans un cadre nosologique bien fait, les séparer des affections locales, avec lesquelles on leur trouve facilement la plus grande analogie de causes, de symptômes et de traitement. Ainsi les fièvres inflammatoires aux divers types peuvent très-bien figurer à la tête des phlegmasies, comme les atoniques au 1er degré, précéder le cadre des maladies dites séreuses, lymphatiques, etc. Enfin, les fièvres adynamiques ou atoniques, au 2e et au dernier degré, se classent très-bien avec les gangrènes ou mortifications, avec lesquelles on leur remarque les plus grands rapports de nature et d'effets.

3° Affections organiques que laissent les fièvres après elles et données de l'anatomie pathologique.

Je n'examinerai ici les données de l'anatomie pathologique par rapport aux fièvres que dans leur liaison avec la doctrine émise plus haut sur ces maladies. L'anatomie pathologique est appelée sans doute à fortifier nos théories sur la médecine, quoiqu'un assez grand nombre de maladies ne soient suivies d'aucune trace organique propre à éclairer leur éthiologie; les névroses surtout, les affections des appareils sécréteurs, sont dans ce cas. Parmi ces lésions, nous ne devons pas balancer à placer aussi quelques inflammations et certaines fièvres. Mais il n'en est pas moins vrai que l'anatomie pathologique, qui, malgré quelques détracteurs, complète l'histoire des maladies, peut nous donner d'utiles lumières sur leur siége et les désordres organiques qu'elles ont amenés. Les connaissances que l'on obtient de l'examen des cadavres sont donc propres à porter la conviction dans les esprits les plus incrédules, surtout si l'étude des phénomènes vivants nous a déjà fourni des résultats satisfaisants. La pathologie était loin d'offrir le degré d'évidence qu'elle a acquis aujourd'hui avant qu'on eût cherché à l'étayer des connaissances que nous ont révélées la physiologie et l'anatomie pathologique. Mais lorsque ces trois branches de la médecine se réunissent pour proclamer les mêmes résultats, nul doute qu'ils ne présentent tout le degré de certitude désirable.

1° L'anatomie pathologique n'a pas encore éclairé l'éthiologie des fièvres inflammatoires. Il est rare, en effet, que ces fièvres conduisent les malades au tombeau, et l'on sait d'ailleurs avec quelle rapidité la mort fait disparaître certains phénomènes inflammatoires, même locaux. Je pourrais citer ici un grand nombre d'exemples pour faire ressortir cette vérité que, dans plusieurs inflammations auxquelles ont succombé des malades, il est impossible d'abord, et sans avoir recours à des procédés particuliers, ceux de macération par exemple, de compléter leur histoire par des ouvertures cadavériques. Comment cela se pourrait-il dès-lors pour ce qui concerne les fièvres inflammatoires, qui, le plus ordinairement, ne sont qu'un premier degré phlegmasique, une simple tendance à l'inflammation, bien loin d'en présenter tous les caractères au dernier degré? *Franck* dit avoir vu les artères et les veines enflammées et rouges à leur surface interne dans les cadavres d'individus morts de fièvre inflammatoire, avec inflammation réelle de quelque organe important; mais en supposant ce fait réel, serait-il démontré qu'il fût constant? Quelle conséquence en tirer d'ailleurs par rapport à la doctrine des fièvres inflammatoires? Cette inflammation spéciale de la membrane interne des gros vaisseaux concourrait-elle avec les lésions capillaires, sécrétoires, de l'exhalation, de la nutrition et de la puissance nerveuse à produire cette maladie? Ce fait serait tout minime en présence de tant d'autres bien plus importants, et il n'en faudrait pas moins embrasser une bonne partie de la théorie des phlegmasies locales pour rendre raison de la cause première des fièvres inflammatoires? Concluons donc que l'anatomie pathologique n'a fourni jusqu'ici aucune donnée rigoureusement scientifique relativement aux fièvres phlegmasiques primitives;

2° Un des grands caractères des fièvres atoniques au 1er degré, de celles surtout dites pituiteuses, c'est d'être produites en général par les mêmes causes qui donnent lieu à l'immense série des maladies lymphatiques, scrophuleuses, etc. Lisez la description de l'épidémie de Gottingue, et vous vous convaincrez de suite de cette vérité. Les causes principales de cette épidémie furent un hiver humide, avec des alternatives de chaleur et de froid, l'usage d'aliments grossiers ou non préparés, souvent pour nourriture des végétaux non récents, des viandes pourries, etc.; le défaut d'assaisonnement et de liqueurs fermentées, des boissons d'eau trouble, sale, sédimenteuse; le séjour dans des lieux bas et humides, etc. Toutes ces causes, en effet, déterminent les *lymphéïtes*. Une autre remarque, non moins essentielle que la précédente, à faire relativement à ces fièvres, et qui montre combien est raisonnable la classification que je propose en les plaçant en tête des maladies lymphatiques, c'est qu'elles s'accompagnent souvent dans leur marche de symptômes scrophuleux, extérieurs surtout, comme les croûtes laiteuses, les ophtalmies séreuses, des tumeurs œdémateuses, des signes d'affection tuberculeuse et d'engorgement des glandes du mésentère.

Rœderer et *Wagler*, dans plusieurs cas, ont fait, après la mort, l'examen des lésions organiques internes qui s'étaient opérées dans le cours des fièvres muqueuses. Rien n'a été plus ordinaire que de trouver des aphtes dans l'arrière-bouche, c'est-à-dire de petits ulcères et une exfoliation de l'épiderme muqueux. Les mêmes résultats ont été reconnus dans l'œsophage, l'estomac, le duodenum et les autres intestins. Ces habiles médecins ont vu les follicules muqueux distendus par une mucosité grisâtre et épaisse. Quelques-uns de ces follicules ont offert dans leurs changements organiques plusieurs variétés; les uns aplatis, les autres ulcérés, les autres alongés, boursouflés, etc. L'existence des aphtes dans les fièvres muqueuses concourt encore à montrer l'analogie frappante que j'ai déjà remarquée entre les affections scrophuleuses et ces fièvres, qui ne diffèrent réellement des unes et des autres que par la manière d'agir de leurs causes communes, leur marche plus ou moins lente, etc., et surtout par une affection plus directe des affluents nerveux dans la dernière de ces maladies. Chez les enfants, la fièvre muqueuse ne diffère que très-peu des scrophules, et chez les adultes, au contraire, les scrophules sont moins prononcées, et l'on reconnaît mieux les caractères de la fièvre muqueuse.

Les autres altérations pathologiques reconnues par les auteurs de l'histoire de la fièvre épidémique de Gottingue portent sur des traces d'inflammation du péritoine, ou de quelques-uns des viscères abdominaux. On a remarqué aussi que, dans cette maladie, il pouvait exister des symptômes de pleurésie et de péripneumonie latente.

Ainsi, on ne peut pas croire que les symptômes de la fièvre muqueuse, soit continue, soit périodique, puissent se rapporter à une simple gastro-entérite. Cette maladie, si on voulait la dénommer d'après les parties qu'elle peut attaquer en même temps, devrait au moins porter le nom des organes pectoraux et abdominaux; c'est une *polysplanchnite*, et non une *monoviscérite*. Dès-lors, elle est une fièvre primitive, une maladie à accès, une affection d'organes auxquels se distribuent les nerfs trisplanchniques, pneumo-gastriques, etc., qui reconnaît pour cause une double nature de lésions vitales;

3° Les fièvres périodiques muqueuses entraînent souvent l'altération plus ou moins profonde de divers organes ou parenchymes, surtout abdominaux : l'estomac, l'intestin, le foie, la rate et le mésentère. On a vu la rate prendre un volume tel, qu'elle était descendue jusque dans les deux fosses iliaques, remplissant le ventre presque en totalité, et ne laissant que trois travers de doigt de libre sous la dernière fausse-côte du côté droit. Tous les soirs reparaissait un accès de fièvre intermittente, se manifestant par de la céphalalgie, une soif inextinguible, et l'augmentation de la splenalgie. Une forte saignée et une hémorragie abondante à la suite d'applications de sangsues guérirent la malade (*Gazette médicale* du 10 janvier 1846). C'est un motif d'agir prudemment dans le traitement de ces fièvres, de peur de les exaspérer et de les faire dégénérer en des affections plus locales;

4° Lésions organiques principales observées dans les fièvres atoniques, au 2e et au 3e degré. C'est surtout dans celles de ces fièvres qui règnent épidémiquement que l'anatomie pathologique fournit des résultats importants et tout-à-fait propres à éclairer l'éthiologie générale de ces maladies. Je m'arrêterai donc de préférence à ces documents, et les vestiges cadavériques de la fièvre jaune nous serviront de prototype.

Quelquefois, épanchements sanguins dans le crâne, épanchement séreux, sanguinolent dans les cavités des plèvres et le péricarde; les poumons souvent très-engorgés de sang, dans quelques cas des traces d'inflammation, de suppuration, de gangrène; le cœur ordinairement pâle, vide, flétri, d'autres fois renfermant des caillots de sang épais, noir, etc. La membrane muqueuse de l'estomac, du duodenum, des intestins grêles présentant des traces de rougeur, d'érosion, de destruction; les membranes de l'estomac plus épaisses que dans l'état ordinaire, la cavité de cet organe contenant des matières muqueuses, bilieuses, du sang coagulé. Le foie souvent naturel, quoique sa sécrétion ait été dérangée, ou que l'ictère soit survenu; ou bien cet organe engorgé, phlogosé, rougeâtre, renfermant des foyers purulents; la rate dure, livide ou putréfiée; l'intérieur de la vessie rouge ou gangrené; l'urine brunâtre ou sanguinolente. Est-ce là une gangrène générale primitive, ou une simple nuance de gastro-entérite? Eh bien! dans les fièvres adynamiques et ataxiques ordinaires, il est seulement à remarquer que les résultats de l'autopsie annoncent un degré moins prononcé d'affection organique. Les bubons, les charbons, les pétéchies des pestes du Levant sont-ils des effets tout secondaires d'une gastro-entérite méconnue?... Mais ici, je sens le besoin de m'arrêter, et je suis tout honteux d'avoir poussé aussi loin mes attaques contre le système de localisation des fièvres, qui a perdu tout son éclat à l'apparition du choléra.

Passons maintenant à ce qui concerne l'anatomie pathologique des fièvres adynamiques ou ataxiques périodiques. M. *Alibert*, dans son beau traité des fièvres pernicieuses, observe judicieusement que jusqu'à ce jour on n'a pu procéder qu'à un petit nombre d'ouvertures cadavériques chez les individus frappés de fièvres de ce genre, par deux raisons principales : la première qu'on peut alléguer est la terminaison ordinairement favorable de ces affections, quelles qu'elles soient; la seconde, c'est que le médecin n'est guère à portée de s'appliquer à ce genre de recherches quand le malade vient à succomber par suite de son inexpérience. Le même auteur rapporte pourtant qu'un homme mourut à l'hôpital Saint-Louis d'une intermittente soporeuse qui avait été infructueusement combattue. On trouva deux onces de sérosité épanchée entre la duremère et l'arachnoïde, c'est-à-dire à la surface extérieure de cette dernière membrane. M. *Alibert* prétend que cette altération organique n'avait aucun rapport avec la fièvre dont le malade avait péri. Je suis d'un avis tout différent : c'était nécessairement le résultat d'une exhalation extraordinaire de l'arachnoïde. Les exanthêmes observés dans les fièvres pernicieuses périodiques, quelques taches gangreneuses également observées aux plaies des vésicatoires, prouvent mieux que l'autopsie cadavérique combien ces fièvres réagissent en général sur l'organisme et sur quelques organes particuliers, en supposant même que les symptômes signalés de l'affection profonde de ces organes ne fussent pas suffisants pour faire naître cette conviction. *Charles Pison* a donné l'observation d'une intermittente soporeuse qui emporta le malade au 4e accès. Cet accès fut précédé d'une douleur vive aux fesses, où il se forma un *abcès gangreneux*. Ce dépôt était-il autre chose que l'effet plus prononcé de l'adynamie générale sur le tissu cellulaire de ces parties?

4° Altérations des fluides, reconnues pour être produites par les fièvres.

Examinés sous le point de vue qui m'occupe, je divise les fluides de l'économie en deux grandes sections. Les uns sont en quelque sorte primitivement formés, savoir : le sang et la lymphe, ordinairement mêlés et circulant ensemble; les autres sont des fluides secondaires et dépendants de l'action particulière des organes sécréteurs, et à laquelle se trouvent soumis et le sang et la lymphe, qui en deviennent les matériaux.

Nous avons déjà reconnu et étudié les altérations nombreuses des fluides secondaires ou sécrétés dans les affections fébriles; ainsi nous avons examiné les augmentations et les diminutions de la salive, des sucs muqueux, de la bile, de l'urine, etc. Ces diverses altérations ne sauraient être révoquées en doute. Des médecins en ont fait des objets primitifs quant à l'éthiologie de plusieurs fièvres; mais aujourd'hui on ne peut plus soutenir que les fluides sécrétés deviennent cause première d'effets pathologiques.

Encore qu'il soit démontré que les lésions des solides organiques occasionnent les altérations des fluides sécrétés, en est-il toujours de même à l'égard de ceux qui paraissent formés primitivement de tous les éléments qui entrent dans leur composition? Faisons ici quelques réflexions sur la formation du sang. Ce fluide vivant, qu'on a nommé avec raison *chair coulante*, se trouve chez le fœtus et chez l'enfant qui vient de naître. Il semble donc, au premier abord, qu'il soit aussi primitif que les organes de l'enfant; mais le sang du fœtus n'est que celui de la mère, à très-peu de différences près, éprouvées dans le placenta. Chez l'enfant respirant et allaité, le sang primitif a bientôt subi des conversions et des modifications par l'exercice des fonctions de la respiration, de la circulation lymphatique et de la digestion. Ces deux dernières fonctions lui fournissent de nombreux éléments, les uns venant du dehors, et les autres du dedans, savoir : le chyle, qui est un produit sécrété par l'estomac, le duodenum et les intestins, et la lymphe, qui est fournie par toutes les surfaces membraneuses, au premier rang desquelles il faut mettre la peau. Ces fluides réparent ainsi les pertes continuelles du sang. Soumis avec lui à l'influence de l'air par le grand moyen de la respiration, ils acquièrent des qualités qu'ils n'avaient pas jusqu'alors. Le sang s'oxygène dans le poumon, et y prend une couleur rouge vif; il est rendu plus propre à exciter et stimuler les organes en général et les sécréteurs en particulier, et à se changer en les divers fluides sécrétés ou nourriciers. A juger donc les choses à la rigueur, le sang lui-même, qui semble primitivement formé, n'est aussi en partie qu'un fluide secondaire. Ses qualités sont nécessairement subordonnées à l'action des organes digestifs, respiratoires, circulatoires et à celle des vaisseaux capillaires et lymphatiques de toutes les surfaces du corps, et on doit dès-lors en dire autant à peu près du bon nombre de ses altérations.

Cependant il faut en excepter un certain nombre de circonstances, quoiqu'il soit vrai de dire qu'alors même l'affection des organes qui le produisent et le modifient arrive simultanément.

1° Des fluides vénimeux introduits dans la circulation, ceux de la vipère et du serpent à sonnettes surtout, tuent des animaux en très-peu de temps. Comment produiraient-ils ces effets, si ce n'était pas en se mêlant au sang, en diminuant directement sa vitalité, en le rendant plus noir, le coagulant et le sphacélant même, s'il m'est permis de parler ainsi ? Mais en même temps que ces poisons animaux s'introduisent dans l'économie par le moyen de la circulation capillaire veineuse ou les vaisseaux lymphatiques, ils abordent vers tel ou tel autre organe plus ou moins essentiel à la vie, les systèmes nerveux et les appareils des grandes fonctions, par exemple, dont ils détruisent ainsi le principe vital; et de cette double manière d'agir, d'abord sur la vitalité des fluides, puis sur celle des solides, ils amènent la mort;

2° Les flèches empoisonnées des anciens peuples agissaient encore de deux manières, et sur le sang, et sur les solides organiques. L'emploi des armes envenimées est de la plus haute antiquité, et cet usage existait aussi chez les peuples de l'Amérique. On prétend que le premier Européen qui s'inclina pour ramasser de l'or sur le rivage du Nouveau-Monde fut tué avec une flèche empoisonnée. Les poisons minéraux sont très-actifs sans doute; ceux pris parmi les végétaux surpassent tous les autres en force et en malignité; tel est le suc du *mancenillier*. Il y a du danger à manier ses branches quand le soleil darde dessus ses rayons, et il y en a toujours à se reposer dessous, principalement quand il fleurit, à cause de la poussière prolifique qui tombe des étamines. C'est du suc de cet arbre, obtenu par incision, qu'on se servait pour empoisonner les flèches. On croit que ce venin ne dégénère pas, et qu'il peut donner la mort au bout d'un très-long laps de temps, quand même l'animal ne serait que légèrement blessé ou égratigné.

La racine de *liane* ou *béjuque*, dont on a épaissi le suc jusqu'à consistance de sirop, a servi à empoisonner des armes. Les effluves qui s'élèvent durant la cuisson sont mortelles pour ceux qui les reçoivent dans la bouche ou le nez; et introduit dans les plaies par une arme quelconque, ce suc a, dit-on, la vertu de tuer des animaux en quelques minutes. *(Recherches philosophiques sur les Américains.)*

3° On cite aussi comme fort vénéneuse une plante de la Perse. Voici ce qu'en dit *Anquetil*: «Son nom persan signifie en Français *fleur qui empoisonne le vent*, parce que dans les grandes chaleurs ses émanations corrompent l'air qui passe dessus, et elles tuent alors ceux qui les respirent.»

4° Différents gaz délétères, tels que le gaz acide carbonique, le gaz hydrogène sulfuré, le gaz hydrogène carboné, etc., qui produisent l'asphyxie, semblent aussi déterminer leurs premiers effets sur le sang en affaiblissant les principes, les rudiments de tonicité dont ce fluide est imbu, et c'est surtout par la circulation de ce fluide qu'ils portent sur les grandes agrégations nerveuses une influence pernicieuse qui en paralyse l'action;

5° Il est évident aussi que les miasmes des marais, ceux qui résultent de la putréfaction rapide des plantes maritimes, et qui produisent les fièvres adynamiques et ataxiques, épidémiques, les pernicieuses intermittentes, les fièvres jaunes et les autres pestes en s'introduisant par les voies de l'absorption cutanée, de la digestion et de la respiration, étendent d'abord leur atteinte funeste à la vitalité des fluides primitifs, et que c'est surtout par cette admission dans les vaisseaux de toute grandeur qu'ils arrivent à nos organes intérieurs, et aux grands troncs nerveux, et qu'ils en décident l'affection.

Les altérations du sang et de la lymphe, produites dans le cours des fièvres primitives, sont sans doute très reconnaissables à leurs signes extérieurs, mais la chimie n'a pas encore pu les démontrer. Dans beaucoup de cas, une croûte phlogistique, une couenne inflammatoire recouvre le sang des personnes que l'on vient de saigner. On a cru longtemps que cette croûte était un signe d'inflammation ; on se trompait : la chaleur animale augmentée est suffisante pour la déterminer, soit dans les fièvres franchement inflammatoires, soit dans celles dites malignes, périodiques ou non périodiques. La couleur jaune de la sérosité fait présager une mauvaise issue de la maladie.

Le sang est sujet à éprouver des différences dans sa quantité, sa consistance et sa couleur. Dans les fièvres muqueuses, il est en général moins oxygéné, moins rouge, partant plus fluide et plus séreux. Dans les fièvres adynamiques, on remarque que le sang est très-noir, même celui fourni par les piqûres des sangsues; quelquefois très-fluide, il est d'autres fois disposé à se coaguler, et dans tous les cas privé d'une grande partie de sa vitalité. Aussi, ce sang, soit la partie rouge, soit celle séreuse, peut-il occasionner un état gangreneux des plaies sur lesquelles il est appliqué. Voyez ce qui arrive à des jeunes gens affaiblis par diverses circonstances, et mal nourris, qui se piquent en se livrant aux dissections. On remarque encore que les corps des personnes qui ont succombé au scorbut ou à des fièvres putrides sont promptement décomposés; et cela tient autant à l'entière extinction de la vie des fluides qu'à une mortification des solides organiques.

Le sang tiré des veines chez un malade atteint du choléra est noir, caillebotté et poisseux; il laisse séparer fort peu de sérosité, et il n'offre que rarement des traces légères de la couenne sanguine, et lors de la dissection du corps, le cœur et les gros vaisseaux sont trouvés gorgés de sang noir, à demi-coagulé, semblable à de la gelée de groseille, et contenant fort peu de lymphe.

Contagion des fièvres. — Un grand nombre de ces maladies sont endémiques et épidémiques, c'est-à-dire affectant plusieurs individus à la fois ; un grand nombre aussi sont contagieuses. Celles des fièvres qu'on regarde comme les plus fortement empreintes de ce caractère sont la peste d'Egypte, le choléra-morbus, la fièvre jaune et le typhus de nos contrées qui représente en petit toutes ces maladies à la fois.

On ne peut pas douter de la qualité communicative de la peste; les émanations subtiles qui se dégagent des corps pestiférés se propagent aux corps sains à l'aide de l'absorption cutanée, de la respiration et de la digestion.

Le choléra-morbus est porté à de si grandes distances des lieux (le Gange) où il prend son origine, qu'on ne peut pas douter non plus de la facilité avec laquelle il se communique. J'ai souvent admiré les richesses de l'Inde, mais je ne porte point envie à ses habitants, et il faut avoir toute l'ambition qui distingue le cœur européen, pour aller chercher la fortune dans un pays où le choléra exerce aussi souvent ses ravages dépopulateurs.

Mais en est-il de même de la fièvre jaune et des typhus?

Voyons d'abord ce qui concerne la contagion de la première de ces maladies. Les médecins américains et espagnols, et la plupart des médecins français pensent que les fièvres jaunes ne sont pas contagieuses; je ferai à cet égard les réflexions suivantes, que je regarde comme assez majeures pour mériter l'attention de mes lecteurs. Je crois qu'on doit renoncer à soutenir la *contagion absolue* de ces fièvres; mais on peut appuyer de différents faits leur *contagion relative.* Cette fièvre est importée d'Amérique à chaque fois qu'elle sévit sur les rivages européens ; cependant pour que la communication du mal ait lieu, il faut être placé à peu près dans les mêmes circonstances où ont été les malades débarqués. C'est cette contagion, dans des conditions pareilles, que j'appelle relative. On a dit que la fièvre jaune était enchaînée au rivage de la mer, aux villes maritimes et basses, où l'on néglige les moyens de salubrité publique, et c'est une grande vérité; mais des personnes infectées qui iraient tout d'abord habiter un terrain élevé et salubre, ne communiqueraient certainement pas leur mal, surtout si les habitants du pays hospitalier prenaient les précautions ordinaires pour s'en garantir; bien plus, ce moyen concourrait sûrement à les guérir, et je suis fort étonné que les médecins français envoyés à Barcelone, et qui se sont immortalisés par tant de genres d'héroïsme, n'aient pas mis cette idée en pratique, au lieu de s'enfermer dans la ville avec les malheureux Espagnols : se barricader en pareil cas, c'est se condamner à mort. D'ailleurs, on sait, à n'en pas douter, que les fièvres jaunes comme leurs analogues, sont quelquefois tout-à-fait simples, et se traduisent en des typhus européens, et je suis persuadé qu'un grand nombre prendraient ce caractère hors des lieux infectés.

Dans mes convictions, le typhus est souvent contagieux, mais les émanations ne s'étendent pas à une grande distance de la personne malade. Cette fièvre se communique surtout par l'usage des vêtements, des mêmes lits, par la cohabitation prolongée avec des malades. C'est à tel point que lorsque cette maladie a pénétré dans une maison, il est rare que toute la famille n'en soit pas atteinte, quelques précautions que l'on prenne d'ailleurs, soit pour ventiler et désinfecter l'habitation, soit en lavant les linges, hardes. J'ai remarqué aussi que l'on devient moins susceptible de l'impression des miasmes qui se dégagent des corps des malades en usant, comme préservatifs, d'aliments fortifiants et de boissons vineuses. Enfin, j'ai observé que les typhus légers sont moins communicatifs que ceux qui surgissent dans une épidémie meurtrière. Depuis le mois d'août 1846, j'ai eu à traiter beaucoup de fièvres typhoïdes ; elles ont été moins graves en général que celles que j'ai observées en 1828, et j'ai moins rencontré de cas où elles se sont reproduites par voie d'infection ou de contagion.

Il y a peu de maladies contagieuses par l'ingestion de quelques-uns de leurs produits, les organes gastriques agissant alors de manière à diminuer ou à détruire leurs principes nuisibles. L'absorption générale et extérieure et la respiration jouent un bien autre rôle dans leur communication; les absorbants de la peau et des organes de la respiration ne font subir que peu de changements aux émanations putrides, et n'en corrigent pas les mauvais effets. On sait très-bien que des individus forts et courageux ont pu manger impunément de la chair d'animaux morts de charbons, tandis que la pustule maligne peut se communiquer par la moindre égratignure.

Quelques observations tendraient à insinuer que les fièvres intermittentes, même bénignes, sont susceptibles de se communiquer par le contact immédiat. Un jeune homme fit un voyage dans un pays montagneux, par un temps humide et froid, et contracta une fièvre intermittente dont il guérit bientôt par l'usage des remèdes convenables. Mais pendant sa maladie, il coucha avec un jeune frère qui, sans autre cause connue, fut affecté de la même manière, et pour la guérison duquel il fallut employer un pareil traitement. Je connais aussi une femme qui avait eu une fièvre intermittente sporadique dont elle paraissait bien guérie; durant le cours de la fièvre, elle couchait avec son mari qui s'en trouva atteint à son tour. Ce qu'il y a de plus extraordinaire dans ce second exemple, c'est que la femme fut affectée de nouveau de la même maladie.

5° Caractère de l'accès fébrile. — Second élément des fièvres.

Jusqu'ici nous avons étudié assez, longuement même, l'élément organique des fièvres, non-seulement dans les altérations des solides, mais encore dans celles des fluides primitifs, afin de présenter une théorie complète de ces maladies Il est encore indispensable de s'appliquer à apprécier le caractère de l'accès fébrile, de *l'élément nerveux organique des fièvres.*

Je pourrais ici présenter des considérations sur la participation des appareils nerveux à la production des fièvres en général; mais ce que j'ai dit à ce sujet, soit dans mon premier texte, soit dans le cours de l'ouvrage, me dispense sans doute d'entrer dans de nouveaux détails, afin d'épargner des redites qui pourraient fatiguer mes lecteurs; et ce

que j'ai à ajouter sur la nature de l'accès me paraît assez explicite quant au concours de la névrosité ou puissance nerveuse.

Les fièvres sont périodiques, semi-périodiques ou permanentes. On s'est emparé de cette différence de type pour les classer. Ainsi, jusqu'à ce jour même, elles ont été divisées par plusieurs auteurs en continues, rémittentes et intermittentes. Je dois avouer que cette classification présente quelques fondements; par exemple, les fièvres continues sont toutes plus profondément organiqnes, tandis que les périodiques le sont moins, et semblent plutôt dépendre de la lésion de la puissance nerveuse et d'une suite plus ou moins prolongée d'accès fébriles ou de mouvements d'irritabilité répétés dans les organes creux surtout, l'estomac, les intestins, la vessie et les capillaires de la périsphérie. Il est impossible de ne pas accepter les conséquences de cette explication. En effet, on parvient très-souvent à supprimer les accès fébriles, et l'affection générale qui les accompagne n'en continue pas moins. Voyez le grand nombre des rechutes arrivées dans les fièvres traitées par le sulfate de quinine qui, administré trop tôt ou à trop forte dose, arrête plutôt les accès qu'il ne guérit l'affection organique. Cette preuve me paraît péremptoire; mais la diversité du type des fièvres ne peut pas être une recommandation pour leur classification. Continue ou périodique, une fièvre quelconque se rapporte toujours à une augmentation ou à une diminution de l'innervation et de la tonicité; toutes offrent le principe de deux natures entrant dans leur composition. Il importe moins que les unes soient plus principalement constituées par l'élément organique, et que les autres reconnaissent plutôt une origine de nature nerveuse.

Ce n'est pas tout encore: les fièvres intermittentes elles-mêmes sont susceptibles de converger vers un état de permanence, tout comme les fièvres continues se signalent quelquefois par des symptômes bien prononcés d'affection locale. On a noté avec raison les signes qui indiquent la tendance des fièvres périodiques vers le type de continuité. Voici, d'après les meilleurs praticiens, ceux qui font présumer cette dégénération : 1° l'accès d'invasion est incomplet, ou cette invasion se fait sans presque de frisson, ou bien encore elle ne se manifeste que par un sentiment de chaleur; 2° la force et la durée des accès vont en augmentant, et l'intervalle qui les sépare devient de plus en plus court; 3° la continuation ou persistance de l'état maladif de certains organes ou appareils de fonctions pendant la rémission ou intermission, doit faire craindre le changement de la fièvre périodique en continue. Mais quelquefois cette conversion est brusque et inespérée, et c'est alors la marche inégale de la fièvre qui peut faire soupçonner son changement de type. Les fièvres qui ont régné en l'an X à *Pithiviers (Loiret)* avaient une grande tendance à changer de type, et à devenir tout-à-coup rémittentes, continues, bénignes ou pernicieuses. (Voyez l'ouvrage de M. *Alibert sur les fièvres pernicieuses.)*

Dès qu'il est bien démontré que les fièvres périodiques peuvent devenir continues, le type différent des unes et des autres de ces maladies ne peut nullement servir de base de classification entre elles. Dans ma manière de les classer au contraire, on trouve affinité dans les causes, les symptômes et presque le traitement des fièvres d'un même ordre.

Avant d'aller plus loin, je ferai encore une remarque importante par rapport aux différences qui se rencontrent entre les ordres et sous-ordres des fièvres que j'ai établis, sous le point de vue du type fébrile. Les fièvres inflammatoires, et les fièvres atoniques au 1er et au 2me degré, sont presque les seules qui présentent les trois types différents de continuité, de rémittence et d'intermittence, tandis que les pestes sont trop éminemment organiques, pour qu'elles puissent se suspendre un seul moment; et ce caractère est suffisant sans doute pour les faire distinguer des deux premiers sous-ordres des fièvres atoniques. Mais ceux-ci offrent encore des différences respectives, immenses, par rapport à leur génie de continuité ou de périodicité. En général, les fièvres atoniques au premier degré et à type continu guérissent tout aussi bien, et même plutôt que celles à type non permanent. C'est tout le contraire pour les fièvres atoniques au second degré. Celles de ces fièvres qui revêtent le type rémittent ou intermittent, quoique très-imminentes dans une foule de cas, sont plus faciles à guérir que les continues du même caractère, les ataxiques surtout. Cette remarque est une réponse anticipée à ceux qui pourraient, de prime abord, se refuser à croire que ma classification n'est pas naturelle. Nous reconnaîtrons bientôt l'importance de ces réflexions par rapport à la solution de quelques questions dont nous allons sérieusement nous occuper. Nous condamnerions nous-mêmes notre doctrine, si elle n'expliquait pas tous les faits fébriles connus d'une manière satisfaisante. Aussi, bien loin d'éviter les questions les plus épineuses, nous ne balançons pas à les aborder et à les résoudre. C'est là le signe infaillible auquel on peut reconnaître si mes théories sont bonnes ou non. Une doctrine vraie explique tout, celle-là au contraire doit être regardée comme fausse qui dénature les faits.

Le professeur *Pinel* écrivait, en 1807, dans son volume sur les fièvres, page 86 : « Les humeurs sécrétées jouent-elles dans ces maladies (les fièvres bilieuses) un rôle primitif ou secondaire? A quoi tiennent les exacerbations du matin ou du soir, ou les accès en froid et en chaud dans les rémittentes? Quel est le moteur primitif de l'accélération du pouls, de la céphalalgie poussée jusqu'au délire, de la durée générale de ces fièvres qui, lorsqu'elles sont traitées avec sagesse, ne se prolongent pas au-delà du premier, deuxième ou troisième septénaire ; de leur terminaison qui a lieu quelquefois par hémorragie du nez ou la sueur? Quelle est cette singularité des fièvres gastriques intermittentes qui laissent voir une altération de sentiment de froid et de chaud, ou plutôt de la concentration des forces vitales à l'intérieur, et de retour de ces mêmes forces à la périsphérie? Ce sont là des faits manifestes, mais dont la cause nous est et nous sera sans doute long-temps inconnue. » Et page 126 : « Mais que d'obscurités impénétrables quand on veut se livrer à l'explication des causes prochaines de ces fièvres (muqueuses), développer les premiers mobiles de l'ensemble et de la série des symptômes manifestés durant leurs diverses périodes, indiquer les circonstances qui donnent plutôt lieu à une fièvre continue qu'à une fièvre rémittente ou intermittente. » Toutes ces questions sont demeurées jusqu'ici sans réponse.

On trouvera sans doute dans plusieurs des développements que j'ai donnés jusqu'à présent sur la nature double des fièvres l'explication de quelques-unes de ces questions. Par exemple, j'ai prouvé que les humeurs sécrétées ne peuvent subir que des dérangements secondaires. Il est aisé de voir que la durée générale des fièvres tient au degré plus ou moins prononcé de leurs éléments organique et nerveux, à leur cause occasionnelle, à l'idiosyncrasie du sujet malade, au mode de traitement, etc., et l'explication que je donnerai de l'accès fébrile sera la réponse à beaucoup d'autres.

Pour mieux faire comprendre la nature radicale de l'accès, je ferai seulement précéder quelques données sur les nerfs trisplanchniques, et quelques considérations sur le siége et les effets des passions qui se rattachent aux accès fébriles par des affinités sensibles.

Les nerfs ganglionaires placés sur les parties latérales des vertèbres, sur la face concave du sacrum, s'étendent de la base du crâne dans la cavité pelvienne. Parsemés d'espace en espace de ganglions qui diffèrent les uns des autres par la figure, le volume, la couleur, la consistance et même la texture, mais qui toujours reçoivent d'un côté plusieurs filets de chacun des nerfs rachidiens, et de quelques-uns des encéphaliques, tandis que de l'autre ils fournissent un grand nombre de filets plus ou moins longs, gros et rameux,quelquefois rougeâtres, mous et uniformes, d'autres fois blanchâtres et plus consistants, qui prennent des directions différentes, se distribuent principalement aux viscères des trois cavités splanchniques, souvent formant des plexus successifs ou une suite de ganglions secondaires, et toujours formant autour des artères des réseaux qui accompagnent les vaisseaux dans leurs ramifications et leurs terminaisons. Le trisplanchnique entrant ainsi dans la texture et la composition de nos viscères, les lie, les réunit par des rapports réciproques et plus intimes, y entretient un mode de sensibilité et de motilité qui peut persister quelquefois sans l'influence de l'encéphale... Toutes ces relations avec l'organisation des viscères, de la part des nerfs ganglionaires qui en marquent la route et la marche dans un état de plénitude de santé, et ont une influence immense dans les égarements de leur vitalité, doivent leur faire remplir un rôle important dans la production des fièvres.

Van-helmont plaçait le siége des passions au pylore, *Lucrèce* dans la région moyenne de la poitrine, *Bordeu* dans le diaphragme, et *Buffon* dans le centre tendineux de ce muscle. Toutes ces théories ont cette conformité qu'elles ne sont point l'expression exacte de la vérité, et qu'elles s'en rapprochent néanmoins. C'est, en effet, dans la poitrine et dans les régions abdominales que se font ressentir les passions; c'est dans ces cavités que se trouvent plus principalement les organes nombreux des fonctions essentielles au maintien de la vie; et auxquels se distribuent les nerfs du grand sympathique. Il est étonnant que cette vérité ait été entrevue depuis long-temps sans avoir été mise dans tout son jour. C'est donc sur les organes pectoraux et épigastriques, et par conséquent au préalable sur les systèmes nerveux ganglionaires qui en dirigent les fonctions que les passions, dont les premiers effets prennent naissance dans les sens externes et le *sensorium commune*, finissent par porter leur atteinte funeste. Aussi voit-on, à la suite des passions violentes, intervenir des lésions organiques du cœur, des poumons, de l'estomac, du foie, de l'utérus, etc., des anévrismes, des suffocations subites, des asthmes, des cancers de l'estomac, des hépatites aiguës et chroniques, etc. Est-il étonnant que les mêmes émotions de l'âme, éprouvées par le grand sympathique et les organes auxquels il se distribue, puissent déterminer des affections fébriles? Dans le langage vulgaire, on dit souvent : *telle émotion m'a donné la fièvre, le cœur me bat*, etc.; tantôt c'est la colère qui a produit cet effet, dans d'autres cas, la frayeur. On remarque alors une pâleur générale ou une forte coloration de la peau, de celle du visage surtout. Les mouvements généraux et locaux sont gênés *(vox faucibus hæsit)*; ce dernier phénomène accuse la participation des récurrents : un tremblement général du système musculaire se fait souvent remarquer, les facultés intellectuelles se troublent, le pouls éprouve des altérations conformes à la nature et au degré de la passion, et en général analogiques à celles des autres fonctions organiques, etc.; les grands mouvements de l'âme, en ébranlant trop violemment le système nerveux ganglionaire et ses générateurs, peuvent même occasionner la mort d'une manière plus ou moins prompte; et presque toutes les passions sont susceptibles d'amener ces funestes résultats.

Ainsi, les passions qui ont évidemment leur siége principal dans le système nerveux organique, ébranlent par-là fortement les organes auxquels ils se distribuent, et produisent par-là aussi une foule de maladies. Je regarderais volontiers la période d'une passion comme l'accès fébrile le plus simple, pourvu qu'elle n'amenât pas cependant d'affection organique trop profonde, et excédant celle qui caractérise ordinairement l'élément organique des fièvres.

Dans toutes les fièvres primitives, l'accès fébrile n'est que la mise en jeu de l'irritabilité du cœur et de quelques autres organes, de celle des vaisseaux capillaires, de quelques exhalants et sécréteurs. On ne saurait lui assigner d'autres causes. Le cerveau n'en est ni le mobile premier, ni le foyer d'alimentation; les actions de cet organe sont dépendantes de la volonté. Il en est de même de l'action des nerfs cérébraux et autres appartenant à la vie animale ou de relation. Ce n'est donc qu'à l'irritabilité organique en général, à celle particulière aux organes du mouvement, aux muscles creux, à la peau, au tissu cellulaire, etc., qu'on peut rapporter les phénomènes de l'accès proprement dit. Le genre d'irritabilité dont je parle n'est point inhérent et particulier aux organes qui en sont le siége, ainsi que le pensaient *Haller* et *Bichat*. L'irritabilité dépend des nerfs ganglionaires mêlés, comme nous l'avons dit plus haut, aux nerfs rachidiens et de la moëlle allongée, et ce n'est qu'à une irritabilité, sous l'influence de la puissance nerveuse, que l'accès est dû. Je ne l'ai jamais entendu autrement. Les organes du mouvement contribuent puissamment aussi aux phénomènes des accès, d'où dérivent les forts tremblements qui caractérisent certaines fièvres; mais alors ces organes sont à peu près privés des avantages de la contractilité animale, et livrés à la seule irritabilité ganglionaire qui a pris le dessus.

Une infinité de personnes ne conçoivent pas la possibilité de la fièvre primitive; sa cause est dans la liaison intime de deux éléments dont le concours est simultané; les rapports infinis des nerfs trisplanchniques avec le grand nombre des viscères malades à la fois, et sous une même constitution morbide, rendent suffisamment raison de cette possibilité, tandis que l'affection isolée d'un organe quelconque, qui, à lui seul, a moins de liens avec les mêmes nerfs, ne peut amener l'accès fébrile ou le dérangement de l'irritabilité organique, qu'après un certain temps (1).

L'accès fébrile peut-il produire l'affection organique qui, avec lui, constitue la fièvre primitive? Non, en général. S'il en était ainsi, les fièvres intermittentes qui présentent le caractère de l'accès fébrile au plus haut degré ne manqueraient pas de devenir plus organiques et continues; enfin, l'accès est déterminé par les mêmes causes que l'affection de la tonicité qui l'accompagne, c'est-à-dire que l'irritabilité organique et la tonicité sont en concours réciproque pour le

(1) D'après tout ce qui précède (1re et 2me partie) sur le siége des fièvres, il est très-aisé de comprendre la différence existante entre les fièvres primitives et les secondaires. Les premières reconnaissent la lésion de trois ordres d'organes n'en formant qu'un : 1° des deux moëlles renfermant le principe de la vie; 2° des deux nerfs ganglionaires recevant un grand nombre de rameaux des moëlles et surtout de la moëlle épinière; 3° des divers viscères dont la tonicité est entretenue par ces nerfs. Les secondes, au contraire, commencent par une affection locale qui remonte successivement jusqu'aux moëlles.

même effet; et puisque les fièvres les plus remarquables par les accès ne sont pas le plus éminemment organiques, et que les accès par eux-mêmes n'amènent pas d'habitude les affections de la tonicité des viscères, les explications données plus haut sur ce que certaines fièvres sont continues plutôt que périodiques, doivent être considérées comme étant rigoureusement vraies.

On pourrait objecter à ma doctrine des accès que leur point de départ n'est pas dans les ganglions et les plexus du système nerveux organique appuyés par la moëlle rachidienne, puisqu'après la mort il est difficile de reconnaître leurs lésions de structure. Mais, comme l'a dit l'illustre *Bichat*, n'en serait-il pas des maladies ganglionnaires comme d'une foule d'affections cérébrales qui ne laissent après elle aucune trace dans le cerveau ?

Hoffmann a tellement bien décrit l'accès et la succession des mouvements qui ont lieu de l'extérieur à l'intérieur, dans les fièvres, que j'ai cru devoir copier ce qu'il en dit. Il se manifeste un refroidissement des parties extérieures du corps, un resserrement des pores de la peau, une détumescence des vaisseaux superficiels, des horripilations, une suppression de la transpiration et une constipation du ventre. Le sang se porte de l'extérieur à l'intérieur, et il y a congestion dans le cœur et les gros vaisseaux; enfin, le mouvement fébrile ne se termine qu'après la cessation de ce mouvement spasmodique qui a lieu à la surface du corps et dans les vaisseaux capillaires; et alors l'impulsion du sang devient plus libre et plus uniforme vers l'extérieur, ce qui est suivi de sueur et du retour des sécrétions comme dans une véritable crise.

Mais si c'est là une description exacte de l'accès, l'un des éléments constitutifs de la fièvre, ce n'est pas dans la succession seule de ces deux mouvements (*itus et redditus*), comme l'a cru sans doute *Hoffmann*, que consiste l'essence de la fièvre, pas même celle de l'accès dont l'origine et le premier mobile sont dans deux états tout opposés des nerfs qui président à l'irritabilité. *Hoffmann* n'a présenté que l'histoire des faits; faisons donc à leur égard quelques réflexions. On doit reconnaître, sans contredit, que l'accès se compose de deux périodes parfaitement distinctes : la première est celle du resserrement général de la surface du corps; elle se manifeste par le refroidissement. Ces phénomènes s'étendent à toute la peau, plus particulièrement encore à celle des pieds, du dos, des côtes, etc., et on remarque que les membranes muqueuses éprouvent un resserrement général semblable à celui de la peau. C'est dans cette période aussi qu'il survient des vomissements et que la mort arrive dans les grandes fièvres. Je la nomme *période de sédation.* Elle dépend, en effet, d'un défaut d'action dans les nerfs ganglionnaires et leurs rameaux, qui, comme on sait, fournissent plusieurs filets au cœur; et leur état de sédation ou d'engourdissement est cause que les mouvements de cet organe sont à peine sensibles. Cette diminution des mouvements du cœur et de la circulation retentit sur toutes les parties du corps, et principalement sur la périsphérie, où elle contribue à produire le refroidissement, la pâleur de la peau, etc. Les muscles creux, comme l'estomac, la vessie, participent également à cet état général de sédation et de suspension de la puissance nerveuse, et les muscles eux-mêmes du tronc et des membres, dirigés par la seule irritabilité, se livrent à des contractions involontaires.

La seconde partie est celle de la chaleur et de ses divers degrés, de la sueur et du retour des sécrétions; elle se fait remarquer par la vîtesse et la force des mouvements du cœur; c'est la diastole de cet organe. On doit comprendre dans cette période le déclin et la disparution successive de l'accès. Dans ce second ordre de phénomènes, il est évident que la puissance nerveuse est revenue de son état de sédation et d'engourdissement, et qu'alors le cœur et les autres organes dont les mouvements ont été plus ou moins empêchés, ralentis et restreints dans la première partie de l'accès, ont repris, à peu de chose près, le cours primordial de leurs fonctions. Cette seconde période peut être appelée de *vibration* ou de *réaction.* La vibratilité continuelle de la puissance vitale est en effet rétablie jusqu'à de nouvelles anomalies.

En résumant les phénomènes de l'accès, soit dans leur origine, leur plus grand accroissement ou apogée, soit enfin dans leur déclin, on n'y découvre rien de plus, et rien de moins, que des lésions d'irritabilité, faculté vitale placée sous la dépendance des nerfs de la vie organique et de la moëlle épinière elle-même, et dont sont doués une foule d'organes, surtout le cœur et les capillaires, et exhalants en général. Nous devons penser aussi que les pores de la peau, comme les exhalants muqueux et les vaisseaux sécréteurs eux-mêmes, en présentent des vestiges; car, outre les lésions dont ces divers vaisseaux deviennent le siége, en tant qu'ils sont affectés dans leur tonicité, il est évident qu'ils en éprouvent aussi comme participant aux avantages de l'irritabilité, et que leurs fonctions reçoivent également des modifications importantes, quoique momentanées, durant les accès. Une remarque qui vient à l'appui de mes considérations générales sur le caractère physiologique des accès, et même de l'ensemble des actions fébriles, c'est qu'on a observé que les symptômes de quelques affections nerveuses tristes, de l'hypocondrie par exemple, sont suspendus durant le cours des fièvres intermittentes.

6° Mouvements critiques remarqués dans les fièvres.

Les médecins s'accordent à nommer *crises* certains phénomènes de l'action des glandes sécrétoires, et les mouvements analogues des pores de la peau, et des exhalants des membranes muqueuses, ou de leurs cryptes sécréteurs. Ces phénomènes arrivent naturellement, spontanément, ou sont provoqués par les remèdes employés au traitement des fièvres. Les uns et les autres sont salutaires ou désavantageux, suivant les circonstances diverses de la fièvre, son caractère, son degré d'intensité, l'époque de son cours, suivant le plus ou moins d'ensemble et d'accord qui existe entre les phénomènes critiques eux-mêmes. C'est ainsi que telle crise, si elle eût été accompagnée de telle autre, eût pu produire de bons effets; seule et incomplète, elle n'en amène que de nuisibles.

Les crises s'annoncent à tous les émonctoires: à la peau, par des sueurs qui diffèrent quant à leur abondance et à leurs qualités; aux reins, par des urines variées; aux poumons, par des crachats de diverse nature. Les salivations abondantes deviennent quelquefois critiques. L'expulsion, par haut ou par bas, des matières bilieuses, muqueuses, produit aussi très-fréquemment des crises en bien ou en mal, etc.

Pour qu'une crise soit avantageuse, il faut en général qu'elle ait lieu dans des maladies avec lesquelles alors elle est en opposition de caractère vital. Si une fièvre inflammatoire, par exemple, a déjà fait une partie de son cours, et qu'une évacuation sécrétoire abondante se prononce, il est à présumer que cette évacuation introduira d'heureux résultats dans la marche de la maladie. C'est de cette manière que des sueurs copieuses, des hémorragies actives, des déjections muqueuses et bilieuses sont favorables à la guérison des fièvres dont nous parlons. Ces phénomènes annoncent en effet que ces fièvres ont perdu de leur intensité. Mais quand les évacuations sécrétoires arrivent dans des maladies de faiblesse, dans les fièvres adynamiques par exemple, dont le cours est trop ou trop peu avancé, et dont la marche s'annonce d'une manière fâcheuse, il faut les regarder comme ne pouvant décider que des crises incomplètes, insuffisantes, ou même contraires; à moins que ce ne soit un état actif des vaisseaux sécréteurs qui préside à la sécrétion, un mouvement enfin en opposition de caractère avec la nature du mal.

Les crises des fièvres n'arrivent pas toujours à des termes bien fixes et parfaitement déterminés. Elles ont lieu en général à l'époque de la terminaison ou dans des exacerbations de ces maladies; quelquefois plus tôt, d'autres fois plus tard.

Une crise coïncide souvent avec une autre pour la guérison des fièvres. L'hémorragie nasale et les sueurs, par exemple, concourent ensemble à la terminaison d'une fièvre inflammatoire. Le retour de la sécrétion biliaire et les urines troubles peuvent aussi surgir en même temps lors de la guérison de quelques fièvres de mauvais caractère : les adynamiques et ataxiques ordinaires, ou épidémiques. Mais il y a des phénomènes critiques qui ne sauraient arriver simultanément; la sécrétion d'un organe étant souvent dans un état d'antagonisme d'action avec celle de l'autre. Les sueurs et les urines, par exemple, sont en raison inverse; si l'un de ces phénomènes a lieu, l'autre ne saurait se présenter en abondance.

1° Les hémorragies nasales s'annoncent le plus ordinairement par la rougeur des yeux, des larmes, un état de pesanteur dans les tempes, le prurit des narines et même par le caractère du pouls, d'après quelques praticiens très-exercés.

Solano et *Bordeu* ont présenté sur le pouls critique des observations intéressantes, mais avec des distinctions poussées si loin, qu'on peut taxer ces dernières, sans injustice, de frivolité. Toutefois, le pouls, ce pendule du corps, a son premier mobile dans le cœur, et c'est ainsi qu'il peut nous annoncer bon nombre de phénomènes critiques;

2° La moiteur et la sueur sont précédées par une urine rare et un pouls mou. L'urine critique, qui est d'ordinaire abondante et trouble, ou sédimenteuse, s'annonce le plus souvent par un sentiment de gêne et de pesanteur dans les hypocondres.

La plupart de ces mouvements critiques ont lieu dans les jours septénaires;

3° Les pétéchies et les aphtes ne sont pas toujours de mauvais augure. Je les ai vus exister en même temps chez des malades atteints de fièvres adynamiques *modèles*, et il m'est arrivé dans quelques-unes de ces maladies de prédire leur guérison à l'aspect jaunâtre de la langue, après une certaine durée de l'état fuligineux ou noirâtre de cet organe.

Les pétéchies et les aphtes sont à peu près la même chose pour la peau et les membranes muqueuses; si les aphtes diffèrent des pétéchies quant à la forme maladive, c'est que les membranes muqueuses présentent une organisation plus délicate que l'organe cutané. Les pétéchies consistent dans des petites taches d'une couleur brunâtre ou violette qui se montrent sur toute la surface du corps, mais principalement au cou et sur la poitrine, dans les fièvres adynamiques qui ont déjà fait un certain progrès, etc.;

4° La surdité, des mucosités échappées des narines, quelques crachats ou une expectoration muqueuse plus ou moins abondante, même sans affection directe des organes de la poitrine, comme cela arrive dans des fièvres typhoïdes, et sous la seule influence de la lésion des nerfs pneumogastriques, méritent aussi d'être annotés comme des phénomènes critiques. L'utérus n'est pas exempt de produire quelques crises bienfaisantes qui consolident la guérison des fièvres.

5° Enfin, j'ai observé que des vésicatoires appliqués sur les membres inférieurs, à titre de rubéfiants ou de suppuratifs, peuvent produire des crises salutaires dans des fièvres adynamiques ou ataxiques épidémiques. Le membre acquiert alors un gonflement plus ou moins considérable, avec douleur et inflammation même. Dans un cas, il a été nécessaire d'employer quelques sangsues, des cataplasmes émollients et des embrocations huileuses; et dans d'autres, au contraire, la teinture de quinquina a déterminé de très-bons effets. Ces gonflements organiques, moindres au lever du malade, s'augmentent hors du lit, et il ne faut pas les confondre avec des œdêmes, dont ils diffèrent d'une manière essentielle. Ils apparaissent au moment où les fièvres perdent de leur mauvais caractère et même sans cause connue, et ils persistent jusqu'après la guérison. Ils surviennent de préférence sur la jambe gauche.

Lorsqu'on observe des crises louables, et telles que la nature de la fièvre semble les demander, il est nécessaire d'insister sur l'administration des remèdes qui sont reconnus par la pratique pour les procurer. Dans les cas opposés, il faut suivre une marche différente.

Suivant ma manière de voir, les crises ne sont donc que les changements observables éprouvés par les sécrétions pendant le cours des fièvres, et capables de mener à une solution quelconque de ces maladies. Ces changements, tantôt louables, parfaits et complets, d'autres fois insuffisants et désavantageux, sont constamment des phénomènes naturels et normaux des maladies fébriles, et marquent la part active qu'y prennent les appareils sécréteurs, soit lors de l'invasion, soit pendant le cours, les exacerbations, soit vers le déclin de ces maladies.

Lors donc qu'une crise est salutaire, l'évacuation qui la caractérise marque en général un meilleur état vital de l'organe qui la produit. On doit avoir une opinion tout opposée des crises nuisibles.

Nous ne saurions terminer cet opuscule, plein de graves discussions sur la pathologie des fièvres, et dans lesquelles la puissance nerveuse, cette mine si féconde en phénomènes vitaux morbides, a été pour la première fois largement mise à contribution, sans recommander aux personnes qui le liront de le juger sans prévention, et avec toute l'impartialité dont elles sont capables. J'ai fait comme *Alexandre de Trales*, j'ai médité long-temps sur les preuves de ma doctrine avant de l'exposer au grand jour. Ces preuves ne sont souvent tirées que de l'explication fidèle des faits principaux des fièvres, et alors on doit les considérer comme le simple résultat d'une confrontation sévère des phénomènes naturels et de santé de nos organes avec ceux qu'ils présentent dans l'état de maladie. D'autres fois, elles reposent sur des bases on ne peut pas plus sérieuses, celles de l'expérimentation et de l'observation la plus minutieuse; elles sont toutes à la portée des médecins. Puissent les vérités importantes que je crois avoir révélées finir par amener une seule et même doctrine sur la plus grande question de la médecine. Le besoin de cette doctrine se fait sentir aujourd'hui plus qu'en aucun autre temps. Notre époque est culminante par la richesse des connaissances et des idées; mais il manque au monde médical une théorie pathologique commune s'adaptant à toutes les maladies, et fondée sur la triple combinaison de l'observation, de l'expérience et du raisonnement. Je commence ici par les fièvres, et si cet écrit a le bonheur d'être approuvé, je m'engage à l'exposer dans des tableaux synoptiques.

TABLEAU

DE

CLASSIFICATION

DES FIÈVRES PRIMITIVES.

Ordre	Sous-ordre	Affection	Types
ORDRE 1er. Inflammatoires.		Avec affection du foie et des autres organes sécréteurs, comme des divers viscères.	Aux trois types. — Les rémittentes et intermittentes présentent un caractère aigu (1).
ORDRE 2me. Atoniques.	*Sous-Ordre* 1er. *Atoniques au 1er degré (bilieuses chroniques et muqueuses, ou pituiteuses).*	Avec affection du foie, des membranes muqueuses et autres organes sécréteurs, comme des divers parenchymes.	Aux trois types. — Les fièvres continues de ce sous-ordre sont celles dites *bénignes*, qui présentent une marche lente.
	Sous-Ordre 2e. *Atoniques au 2e degré (adynamiques et ataxiques ordinaires, épidémiques ou typhoïdes).*	Avec affection des muscles et des nerfs cérébraux, comme des viscères en général.	Aux trois types. — Les rémittentes et intermittentes de ce sous-ordre sont dites *pernicieuses*.
	Sous-Ordre 3e. *Atoniques au suprême degré.*	*A.* Avec affection plus spéciale des organes sécréteurs de la bile. (*Fièv. jaune.*) *B.* Avec sédation des mouvements du cœur. (*Choléra morbus.*) *C.* Avec affection plus spéciale des glandes lymphatiques. (*Peste du Levant.*)	A un seul type. — A moins qu'elles ne soient pas très-prononcées, comme dans la *cholérine* et la *pestiline*.

(1) On m'a demandé d'où dépendent les singularités plus ou moins discordantes entre les fièvres quotidiennes, les tierces *(duodiennes)*, les quartes *(tridiennes)*, et leurs nombreuses variétés? Une fois qu'il est reconnu que les fièvres aux trois types ne diffèrent entre elles que par un concours plus réel de l'élément organique dans les unes et du nerveux dans les autres, cette solution générale s'applique à toutes leurs diversités; une réponse rend l'examen de l'autre inutile.

TABLEAU

SYNOPTIQUE ET EXPLICATIF

DES

PRINCIPAUX PHÉNOMÈNES DES FIÈVRES PRIMITIVES.

omènes plus principalement ıx. Lésions variées, éréthisme, ͻ, stupeur, asphyxie ou para- uspension ou réaction.

1° Phénomènes d'accès.

1re PÉRIODE. — *Sédation ou engourdissement.*

Refroidissement des parties externes du corps, resserrement des pores de la peau, suppression de la transpiration, détumescence des vaisseaux superficiels, horripilations, tremblement général, nausées, vomissements, resserrement du ventre, constipation, refoulement du sang et stagnation à l'intérieur, ténuité du pouls. Quelquefois on remarque l'inverse dans les phénomènes de la première période qui sont remplacés par ceux de la seconde.

Tous ces symptômes et leurs analogues dépendent de la suspension plus ou moins avancée de l'action des nerfs ganglionaires qui se distribuent au cœur, à toutes les artères. et en même temps de l'action plus ou moins interrompue de ceux de la huitième paire sur l'organe de la circulation.

2me PÉRIODE. — *Vibration ou réaction. — Paroxysmes, exacerbations, redoublements, etc.*

Le retour de l'action nerveuse à un rhythme plus ou moins élevé et rapproché de l'état normal, amène l'augmentation de l'action du cœur, de la circulation, la chaleur, la sueur, des excrétions intestinales et une urine variée en quantité et en qualité.

2° Phénomènes nerveux d'une plus longue durée que ceux des accès

1° Observés sur l'organe encéphalique et les fonctions intellectuelles : perte de la mémoire, délire de diverses espèces, assoupissement, état soporeux, apoplectique, interruption du sommeil, etc.;
Sur les sens externes et les fonctions sensoriales : la vue, l'odorat, l'ouïe, le goût. Ils sont le résultat de la participation simultanée ou consécutive des nerfs d'origine différente qui se distribuent aux organes des sens;
Sur les organes de la voix, et provenant de la lésion des nerfs pneumogastriques qui fournissent les récurrents;
Sur ceux de la respiration, où ils déterminent l'anhélation, la toux, une disposition à l'affection catarrhale. Ils dépendent tous de la lésion des nerfs pneumogastriques. — Le hoquet est produit par la contraction du diaphragme;
2° Les nausées, les vomissements, les douleurs gastriques, les contractions diverses des intestins et les coliques, dépendent de la lésion ou des nerfs de la huitième paire, ou des nerfs ganglionaires. A cet ordre de symptômes fébriles appartiennent les lésions plus ou moins profondes de la sécrétion biliaire, qui prennent leur source dans la participation des nerfs hépatiques et spléniques à l'affection générale.
3° Les diversités ou variétés innombrables de la lésion de la circulation et du pouls, trouvent leur origine dans l'affection des nerfs du cœur, soit des branches qui lui sont fournies par les pneumogastriques, soit par celles des ganglionaires;
4° La contraction involontaire des muscles, la faiblesse ou tremblement de ces organes, les soubresauts des tendons, la carpologie, les crampes, la suspension de la myotilité animale, qui livre les muscles à leur seule irritabilité, sont autant de phénomènes qui émanent de l'état maladif simultané ou consécutif des nerfs qui s'y distribuent;
5° Enfin les morts subites, ou produites dans quelques heures, dans les premiers jours de certaines fièvres, ont leur cause efficiente dans l'interruption complète de l'action des moëlles, l'altération prompte de la vitalité du fluide sanguin, etc.

ıomènes plus principalement organiques.

Les phénomènes des névroviscérites forment un tout bien lié, bien compacte; cependant on peut encore distinguer les lésions des divers appareils viscériques de celles qui précèdent, et les étudier à part :
1° Altérations de la vie du sang par suite de l'introduction de miasmes délétères dans l'organisme, de l'interruption, de la suspension, portée plus ou moins loin, de la circulation générale; par la lésion de la respiration, les produits viciés de la digestion, l'état morbide constituant la nature de la fièvre;
2° Les fluxions ou congestions organiques diverses sur le cerveau, le cervelet, les moëlles et les membranes séreuses qui revêtent ces organes; le poumon, le tissu du cœur, les plèvres et le péricarde; les organes digestifs, le foie, la rate, les reins, la vessie et le péritoine, et dépendantes de la lésion de la tonicité de ces divers viscères, sont quelquefois fugaces, passagères; d'autres fois fixes, permanentes et profondes, ou réparties d'une manière à peu près égale sur plusieurs d'entre eux, ou bien marquées par des prédilections de siége;
3° Divers exanthèmes de la peau, des aphtes, des irritations des muqueuses du nez, de la gorge, des poumons, etc., accompagnent fréquemment les fièvres de nature diverse;
4° On observe des fluxions des glandes lymphatiques, parotide, mamaire, testiculaire et du tissu cellulaire dans les fièvres de mauvais caractère, les adynamiques et les pestilentielles surtout;
5° Enfin la salive, la bile, les urines, etc., éprouvent une foule de changements par l'atteinte portée sur les glandes sécrétoires.

Avec ce Tableau, un élève en médecine de deux ans pourra se rendre raison des phénomènes quelconques des fièvres.

Clermont, typ. de Paroz.

www.ingramcontent.com/pod-product-compliance
Ingram Content Group UK Ltd.
Pitfield, Milton Keynes, MK11 3LW, UK
UKHW020157200726
13856UKWH00003B/1044